essentials

Essentials liefern aktuelles Wissen in konzentrierter Form. Die Essenz dessen, worauf es als „State-of-the-Art" in der gegenwärtigen Fachdiskussion oder in der Praxis ankommt. Essentials informieren schnell, unkompliziert und verständlich

- als Einführung in ein aktuelles Thema aus Ihrem Fachgebiet
- als Einstieg in ein für Sie noch unbekanntes Themenfeld
- als Einblick, um zum Thema mitreden zu können

Die Bücher in elektronischer und gedruckter Form bringen das Expertenwissen von Springer-Fachautoren kompakt zur Darstellung. Sie sind besonders für die Nutzung als eBook auf Tablet-PCs, eBook-Readern und Smartphones geeignet.

Essentials: Wissensbausteine aus den Wirtschafts, Sozial- und Geisteswissenschaften, aus Technik und Naturwissenschaften sowie aus Medizin, Psychologie und Gesundheitsberufen. Von renommierten Autoren aller Springer-Verlagsmarken.

Andreas Neff

Endoskopische Verfahren in der Mund-Kiefer-Gesichtschirurgie

Eine Einführung in das fachbezogene Spektrum

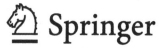

Univ.-Prof. Dr. Dr. med. Andreas Neff
Marburg
Deutschland

ISSN 2197-6708   ISSN 2197-6716 (electronic)
essentials
ISBN 978-3-658-10484-9   ISBN 978-3-658-10485-6 (eBook)
DOI 10.1007/978-3-658-10485-6

Die Deutsche Nationalbibliothek verzeichnet diese Publikation in der Deutschen Nationalbibliografie; detaillierte bibliografische Daten sind im Internet über http://dnb.d-nb.de abrufbar.

Springer
© Springer Fachmedien Wiesbaden 2015

Gedruckt auf säurefreiem und chlorfrei gebleichtem Papier

Springer Fachmedien Wiesbaden ist Teil der Fachverlagsgruppe Springer Science+Business Media
(www.springer.com)

Vorwort

Die minimal invasive Chirurgie (MIC) hat sich in den vergangenen drei Jahrzehnten für zahlreiche operative Eingriffe in vielen medizinischen Fachgebieten als Methode der Wahl etabliert und hat diverse konventionelle Operationsverfahren verdrängt, die über Jahrzehnte als Goldstandard galten. Während noch 1980 die weltweit erste, übrigens in Deutschland an der Christian-Albrechts-Universität zu Kiel durch den Gynäkologen Kurt Semm durchgeführte laparoskopische Appendektomie heftig umstritten war, hat sich inzwischen die „Schlüssellochtechnik" auch für komplexere Operationen einschließlich onkologischer Resektionen bewährt. Chirurgische Verfahren müssen sich daher heute an erweiterten Ansprüchen messen lassen. Hier gelten nicht mehr nur geringe postoperative Komplikationsraten und möglichst geringe Beeinträchtigung des Patienten als Messlatte, sondern zunehmend auch Kriterien wie minimale ästhetische Beeinträchtigung und maximale Schonung physiologischer Strukturen. Unsere Nachbardisziplin der Hals-, Nasen- und Ohrenheilkunde hat – anders als die Mund-, Kiefer- und Gesichtschirurgie – die endoskopischen Techniken bereits früh auf breiter Basis eingeführt und weist mit der Oto- und Tympanoskopie, Stroboskopie, Rhinoskopie, Laryngoskopie, Oesophagotracheobronchoskopie, Sialoskopie sowie den Spezialinstrumenten für Sinuskopie und die Funktionelle Endoskopischen Sinus Surgery (FESS) inzwischen ein auch im Vergleich zu allen medizinischen Disziplinen sehr weit gefächertes Spektrum an Anwendungsbereichen für starre und flexible Endoskopie in der HNO/Kopf-Halschirurgie auf.

Das vorliegende Essential will einen Überblick über das im Fachgebiet der Mund-, Kiefer- und Gesichtschirurgie etablierte fachbezogene Spektrum der Endoskopie (z. B. Arthroskopie, Sinuskopie) geben und soll darüber hinaus auch als Anregung dienen, dass verschiedene traditionelle Verfahren auch in der MKG-Chirurgie durch Einsatz endoskopischer Techniken vereinfacht bzw. effizienter gestaltet werden können (z. B. dentogene NNH-Chirurgie, endoskopisch assistierte Versorgung von Gelenkfortsatzfrakturen usw.). Darüber hinaus wird es auch in unserem

Fachgebiet analog zu den aktuellen Entwicklungen unserer Nachbardisziplinen zunehmend zu Paradigmenwechseln in der Behandlungsstrategie kommen (z. B. minimalinvasive sialendoskopische Speicheldrüsenchirurgie, NNH-Chirurgie, Einführung der Robotik in die Tumorchirurgie), denen sich die MKG-Chirurgie stellen muss, um sich auch in Zukunft auf Augenhöhe mit den Nachbardisziplinen weiter entwickeln zu können.

Das vorliegende Essential basiert auf dem CME-Beitrag des Autors „Endoskopische Verfahren in der Mund-, Kiefer- und Gesichtschirurgie" (MKG Chirurg 6(3);2013:233–244), der in der Zeitschrift „Der MKG-Chirurg" als Übersichtsartikel erschienen ist. Ich bin den Herausgebern der Zeitschrift zu Dank verpflichtet, die die Verwendung des dort verwendeten Materials für das vorliegende Essential freundlicherweise ermöglicht haben, ebenso dem Deutschen Ärzteverlag für die Erlaubnis, Bildmaterial des Autors aus dem CME-Fortbildungsbeitrag „Chirurgische Verfahren bei Erkrankungen des Kiefergelenks" (zm 103, Nr. 22 A, 16.11.2013, 2780–2791) einsetzen zu dürfen.

Univ.-Prof. Dr. Dr. med. Andreas Neff

Was Sie in diesem Essential finden können

- Eine Einführung in die Grundlagen der Minimal Invasiven Chirurgie (MIC)
- Eine Einführung in die Grundzüge der Operationsdurchführung und der nötigen technischen Ausrüstung
- Einen Überblick über die Einsatzmöglichkeiten in der operativen MKG- bzw. Oralchirurgie
- Paradigmenwechsel in den Behandlungsstrategien und deren Einfluss auf das therapeutische Spektrum der Mund-, Kiefer- und Gesichtschirurgie
- Einen Ausblick auf aktuelle und künftige Weiterentwicklungen

Inhaltsverzeichnis

Einführung

1

Die Darstellung und der Zugang zu den komplexen anatomischen Verhältnissen der Mund- Kiefer- und Gesichtsregion, speziell der Kieferhöhlen und der Nasengänge, des Kiefergelenks aber auch der Speicheldrüsen und anderer nur indirekt einsehbarer Regionen erfordern neben chirurgischem Know-how und topographischen Kenntnissen auch ein spezielles technisches Equipment. Die Endoskopie bietet hier exzellente Optionen sowohl in diagnostischer als auch therapeutischer Hinsicht, wobei unter letzteren Verfahren die endoskopisch-assistierte bzw. gestützte Chirurgie von endoskopischen (minimal-) invasiven bzw. interventionellen Eingriffen unterschieden werden. Während sich endoskopische Techniken im Fachgebiet der Mund-, Kiefer- und Gesichtschirurgie bis dato eher zögerlich etabliert haben, wurde die Endoskopie insbesondere durch die eng benachbarte Disziplin der Hals-, Nasen- und Ohrenheilkunde frühzeitig aufgenommen und hat inzwischen einen Großteil der traditionellen direkten bzw. invasiv-offenen Verfahren ersetzt und dabei das Spektrum der Kopf-Halschirurgie gleichzeitig entscheidend erweitert. Etablierte endoskopische Techniken wie die Funktionelle Endoskopische Sinus Surgery (FESS) oder die minimalinvasive sialendoskopische Speicheldrüsenchirurgie setzten hierbei ebenso wie innovative Techniken – wie beispielsweise die Einführung der Robotik in die Tumorchirurgie – Standards auch für das Fachgebiet der Mund-, Kiefer- und Gesichtschirurgie.

Analog zur Entwicklung in vielen operativen medizinischen Disziplinen, in denen sich die in die minimal invasive Chirurgie (MIC) in den vergangenen drei Jahrzehnten für zahlreiche operative Eingriffe als Methode der Wahl etabliert hat, werden mittel- bis langfristig auch im Fachgebiet der MKG-Chirurgie diverse konventionelle Operationsverfahren verdrängt werden, die über Jahrzehnte als Goldstandard galten. Die Bedeutung der Endoskopie liegt dabei nicht zuletzt darin begründet, dass chirurgische Verfahren sich heute zunehmend an erweiterten Ansprüchen messen lassen müssen. Technische Innovationen der Endoskopie der

© Springer Fachmedien Wiesbaden 2015
A. Neff, *Endoskopische Verfahren in der Mund-Kiefer-Gesichtschirurgie,*
essentials, DOI 10.1007/978-3-658-10485-6_1

letzten Jahrzehnte, wie verbesserte Lichtquellen und HD-Kamerasysteme sowie die Kombination mit Digitalisierung und Computerisierung, optisch kontrollierte Navigation und Miniaturisierung haben dazu geführt, dass in der Chirurgie nicht mehr nur geringe postoperative Komplikationsraten und möglichst geringe Beeinträchtigung des Patienten als Messlatte gelten, sondern zunehmend auch Kriterien wie minimale ästhetische Beeinträchtigung und maximale Schonung physiologischer Strukturen.

Entwicklung der Endoskopie 2

Unter Endoskopie verstehen wir in erster Linie Geräte, mit denen Körperhöhlen bzw. präformierte Hohlräume (in der Mund-Kiefer-Gesichtsregion z. B. Kiefergelenk, Sinus maxillaris) und Gangsysteme (z. B. Ausführungsgänge der Speicheldrüsen) untersucht oder auch manipuliert werden. Ursprünglich in erster Linie für die medizinische Diagnostik entwickelt, wird die Endoskopie heute auch zunehmend für minimal-invasive operative Eingriffe eingesetzt und eröffnet aktuell im Rahmen der Natural Orifice Translumenal Endoscopic Surgery (NOTES) immer weitere Einsatzgebiete auch für die Regionen, in denen a priori keine präformierten Hohlräume vorliegen. Ein aktuelles Beispiel ist hier die TONS, die transorale Neck surgery, mit deren Hilfe Thyroidektomien über den Mundboden und unter Gasinsufflation bzw. Gasdissektion durchgeführt werden (Muenscher et al. 2011). Erste endoskopische Techniken der Nase gehen auf den Venezianer Giulio Cesare Aranzi (1530–1589) zurück, der im Jahr 1587 den durch eine Wasserflasche aus Glas gebündelten Lichtstrahl einer camera obscura nutzte, um die Nasenhöhle zu inspizieren. Für die Entwicklung der modernen Endoskopie bedeutsam wurde Philipp Bozzini (1773–1809), der erstmals einen Lichtleiter (1804 ff) beschrieb, mit dem neben Rektum und Vagina auch Eingriffe in der Mundhöhle einschließlich Rachen ermöglicht wurden. Sein Prinzip einer getrennten Lichtein- und Rückstrahlung (www.ag-endoskopie.de), also einer Lichteinspiegelung mittels künstlicher Lichtquelle für die Lichtleitung und einer davon getrennten Reflektionsleitung zum beobachtenden Auge, hat die Entwicklung moderner Endoskope wesentlich beeinflusst. Seit Antoine Jean Desormeaux (1815–1894), der als Vater der Endoskopie gilt, 1853 als Erster sein auf dem Lichtleiter Bozzinis basierendes endoskopisches Modell bei Patienten einsetzte, fand die Endoskopie ihren Einzug in die Urologie (Maximilian Nitze 1848–1906) und Gastroskopie (Adolf Kußmaul, 1822–1902 und Johann Mikulicz, 1850–1905). Die laparoskopischen Techniken, die die Gynäkologie seit 1967 (Kurt Semm, 1927–2003) sowie in den 80-er Jahren

© Springer Fachmedien Wiesbaden 2015
A. Neff, *Endoskopische Verfahren in der Mund-Kiefer-Gesichtschirurgie*,
essentials, DOI 10.1007/978-3-658-10485-6_2

des letzten Jahrhunderts die Viszeral-und Thoraxchirugie mit der minimal-invasiven Chirurgie (MIC) und aktuell der Natural Orifice Translumenal Endoscopic Surgery (NOTES) (Marescaux, Strasbourg 2007) revolutionierten, gehen auf die Coelioskopie (Georg Kelling, 1866–1945) bzw. Lapara- und Thorakoskopie (Hans Christian Jacobaeus 1879–1937 und Bertram Moses Bernheim 1880–1958) zurück, die alle erstmalig bereits vor Ausbruch des ersten Weltkriegs durchgeführt wurden. 1918 führte Prof. Kenji Tagaki 1888–1963 von der Universität Tokyo die erste Kniearthroskopie an einem Kadaver mit einem Cystoskop durch, ein Jahr später setzte Dr. Eugene Bircher (1882–1956) in der Schweiz die Arthroskopie erstmals am Patienten ein.

Die anfangs noch sehr einfachen Geräte wurden in den folgenden Jahrzehnten durch zusätzliche Beleuchtung, Einbau von Prismen und Spülkanälen Schritt für Schritt verbessert (Quelle: http://flexikon.doccheck.com). Rudolf Schindler, der „Vater der Gastroskopie" (1888–1968), konnte als erster über 400 komplikationslose Gastroskopien vorweisen und entwickelte 1928–1932 gemeinsam mit dem Berliner Konstrukteur Georg Wolf († 1938) das erste semiflexible Gastroskop mit optischen Linsensystemen, das nach 1931 der Gastroskopie zum Durchbruch verhalf und für das nächste Vierteljahrhundert der nur unwesentlich veränderte Standard blieb (Classen et al. 2002). Das erste vollflexible Glasfaser-Endoskop wurde 1958 vorgestellt. Das Problem der unzureichenden Lichtquelle konnte 1962 mit der Entwicklung des sogenannten Kaltlichts (Quellen: www.ag-endoskopie.de) gelöst werden. Bei flexiblen Endoskopen kommen heute zunehmend Videoendoskope zum Einsatz, die mittels CCD-oder künftig auch CMOS-Chips (CCD: Charged coupled device; CMOS: Complementry Metal Oxide Semiconductor) arbeiten und eine verlustfreie digitale Bildübertragung ermöglichen. In der MKG-Chirurgie – ebenso wie in der HNO-Heilkunde und minimalinvasiven Chirurgie und Orthopädie – werden allerdings weiterhin überwiegend starre Endoskope verwendet. Gerade die HNO-Disziplinen, wobei die Entwicklung der Endoskopie der Nasennebenhöhlen eng mit den Namen Erik Malte Wigand (*1931), Wolfgang Draf (1940–2011) und Walter Messerklinger (1920–2001) verbunden ist, weisen mit der Oto- und Tympanoskopie, Stroboskopie, Rhinoskopie, Laryngoskopie, Oesophageotracheobronchoskopie, Sialoskopie sowie den Spezialinstrumenten für Sinuskopie und die Funktionelle Endoskopischen Sinus Surgery (FESS) ein – auch im Vergleich zu allen anderen medizinischen Disziplinen – sehr weit gefächertes Spektrum an Anwendungsbereichen für die starre und flexible Endoskopie auf. Die halbstarren (Synonyma: elastische oder semiflexible) Endoskope wurden zunehmend miniaturisiert und ermöglichen nun neben der Sialendoskopie (Katz 1991; Marchal 1998) u. a. auch die Tränengangssendoskopie in der Augenheilkunde. Aktuell bietet die Endoskopie die Grundlage für die robotikgestützte Chirurgie

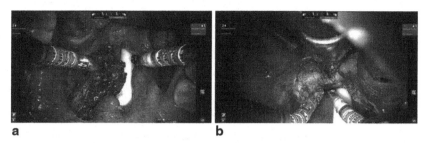

a   b

Abb. 2.1 Robotikgestützte Chirurgie. **a** Resektion eines T2-Tonsillenkarzinoms, **b** Abtragung einer Zungengrundhyperplasie bei obstruktivem Schlafapnoesyndrom (mit freundlicher Genehmigung aus der Klinik für Hals-Nasen-Ohrenheilkunde, UKGM GmbH, Universitätsklinikum Marburg, Frau PD Dr. M. Mandapathil)

(s. Abb. 2.1), die in den letzten Jahren Einzug in die Schädelbasischirurgie, Tumorchirurgie des Oropharynx und Larynx, die endoskopische Schilddrüsenchirurgie und jüngst die Neck dissection gefunden hat (Muenscher et al. 2011).

Gerätespektrum

3

3.1 Starre Endoskope

Starre Endoskope leiten die Bildinformation durch ein Linsensystem im Inneren des Endsoskopschaftes an das Okular weiter. Bei starren Endoskopen besteht das optische System aus den Hauptkomponenten Objektiv (Bildentstehung am distalen Schaftende), Stablinsen-System (Bildweiterleitung) und Okularlinse (Bildvergrößerung). In der MKG-Chirurgie weit verbreitet sind hier die von Harold H. Hopkins (1918–1994) entwickelten Stablinsensysteme, die durch ihre lichtstarke Bauweise kleine Linsendurchmesser ermöglichen. Das für die Untersuchung notwendige Licht der Lichtquelle (heute werden hier in der Regel Xenon –Lampen verwendet) wird über den angeschlossenen Lichtleiter ebenfalls im Inneren des Schaftes durch Glasfaserbündel an die Spitze des Endoskops transportiert. Die Optiken kommen - je nach Einsatzgebiet und verwendeter Technik - mit verschiedenen Arbeitslängen bzw. Arbeitsdurchmessern und verschiedenen Blick- und Sichtwinkeln zum Einsatz (s. Abb. 3.1). Hierbei ist zu beachten, dass kleinere Optikdurchmesser mit geringerer Helligkeit und kleineren Sichtwinkeln einhergehen. Kleine Sichtwinkel wirken entsprechend wie Teleobjektive in der Fotographie und liefern eine stärkere Vergrößerung, große Sichtwinkel analog zum Weitwinkel geringe Vergrößerungen. Im Objektiv der starren Endoskope (distale Spitze des Schaftes) sind mit Ausnahme der 0 Grad Geradeausoptiken Prismen eingebaut, die abgewinkelte Blickrichtungen ermöglichen. Gebräuchlich sind in der MKG-Chirurgie neben den 0 Grad Optiken meist 30 und 70 Grad Vorausblickoptiken, aber auch andere Prismen sind möglich (z. B. 12, 50, 90 oder 120 Grad etc.). Operationsendoskope können zusätzlich mit Saug- und Spülkanälen sowie Arbeitskanälen zum Einbringen von

© Springer Fachmedien Wiesbaden 2015
A. Neff, *Endoskopische Verfahren in der Mund-Kiefer-Gesichtschirurgie,*
essentials, DOI 10.1007/978-3-658-10485-6_3

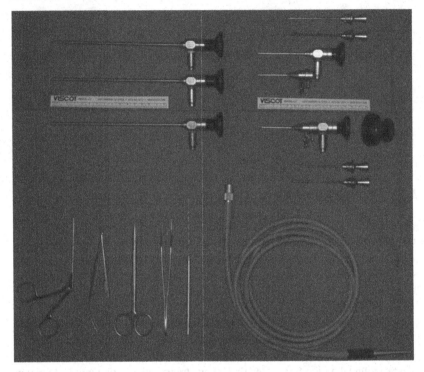

Abb. 3.1 Starre Hopkins-Endoskope im Größenvergleich: *links oben* 0, 30 und 70 Grad Optiken z. B. für die Sinuskopie, *rechts* 30 Grad Optik (oben mit Endoskopschaft) und 0 Grad Optik für die Arthroskopie mit *unten links* arthroskopischem Kleininstrumentarium (Biopsiezange, Taststab mit Längenmarkierung) sowie Kaltlichtkabel (*unten rechts*)

Arbeitsinstrumenten (z. B. Zangen zur Biopsieentnahme, Fasszangen, Scheren, Stanzen, Shaver etc.) ausgestattet sein (s. Abb. 3.2, vgl. Tab. 3.1).

3.2   Flexible Endoskope

Bild und Licht werden bei flexiblen Endoskopen klassisch über Glasfaserkabel übertragen. Das Prinzip der Lichteinleitung und Bildreflexion über Glasfasern geht auf Hopkins zurück, der inkohärente (d. h. unregelmäßig angeordnete) flexible Fasern für die Lichteinleitung benutzte, während kohärente (d. h. identisch am proximalen und distalen Ende) angeordnete Fasern für die Bildübertragung dienten (Mueller 2008). Auf dieser Bauweise beruhen z. B. Gastroskope, Koloskope und

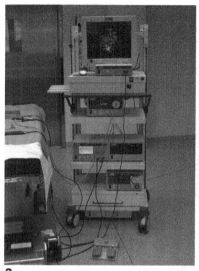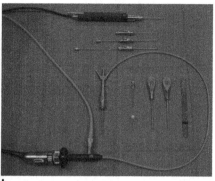

Abb. 3.2 a Videoendoskopieeinheit (zu den Komponenten vgl. Tab. 3.1), **b** *vorne*: Kamerakopf und 0 Grad Kleingelenkoptik für die Arthroskopie mit integriertem Spül- und Arbeitskanal; *hinten*: Shaverhandstück mit Ansätzen verschiedener Größe

Tab. 3.1 Komponenten einer Videoendoskopeinheit in der MKG-Chirurgie (vgl. Abb. 3.2 a)

Basiskomponenten	Monitor (1)
	High Resolution Videokameraeinheit (2)
	Lichtquelle (3)
	Prozessor und Dokumentation (CPU) (4)
Optional	Shavereinheit (5)
	Arthroskopiepumpe bzw. Saug-Spülpumpe (6)

Bronchoskope. Die Gerätespitzen können meist über eingebaute Bowdenzüge und Mechaniken im Handgriff des Gerätes fern gesteuert werden, je nach Größe nach 2 Seiten (auf-ab) oder nach 4 Seiten (auf-ab und rechts-links). Hier sind Winkel bis zu 180 Grad möglich, zum Teil sind die Spitzen bei größeren Geräten auch auswechselbar (Vor-Seit oder Rückwärtsoptiken). In der MKH-Chirurgie kommen meist flexible Optiken mit kleineren Durchmessern zum Einsatz, Indikationsbereiche sind neben der endonasalen Inspektion z. B. die Beurteilung des velopharyngealen Abschlusses bei Spaltkindern.

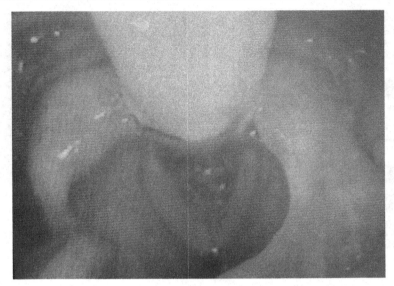

Abb. 3.3 Screenshot einer Intubation über Videolaryngoskopie (Glidescope® analog, mit freundlicher Genehmigung aus der Klinik für Anästhesie, UKGM GmbH, Universitätsklinikum Marburg, Prof. Dr. U. Kroh). Hinweis: Geräte der zweiten Generation (z. B. Glidescope ® AVL®) bieten inzwischen Bilder in DVD-Qualität

3.3 Videoendoskope (Videoskope)

Videoendoskope stellen die neueste Generation der Endoskope basierend auf digitalen Technologien dar. Hier liefern CCD bzw. ggfs. künftig CMOS-Chips digitale Bilder des Untersuchungsobjektes an einen Prozessor, der die Daten dann zur Ausgabe auf den Monitor sowie an die Festplatte zur Speicherung weiterleitet. Vorteil dieser neuen Endoskopgeneration mit sogenannten Chip-in-Tip oder Chip-in-Scope Systemen ist eine verbesserte Tiefenschärfe. Hierdurch wird das Manko der Zweidimensionalität endoskopischer Bilder reduziert (Palmer et al. 2012) und der Arbeitsablauf verbessert. Die digitale Bildverarbeitung hat außerdem nicht nur die Bildakquise, sondern auch die Speicherung und insbesondere die Videodokumentation und die Möglichkeiten späterer Off-Line Bearbeitung erheblich vereinfacht. Anstelle der Fernsteuerung über Bowdenzüge finden sich bei flexiblen Spitzen alternativ auch kleine Elektromotoren. CCD-Chips liefern in der Regel eine bessere Bildqualität als Glasfaser-Endoskope oder CMOS-Videoskope (s. Abb. 3.3), wobei die Bildqualität letztlich aber neben der Pixelzahl auch vom optischen Linsensystem, der Lichtmenge und der Qualität des Monitors (Größe, Kontrast, Farb- und Detailtreue der Auflösung) abhängen. Neuerdings werden bei Videoendoskopen auch LED Lichtquellen eingebaut, die zwar derzeit noch nicht die Leuchtkraft von Xenon-Lichtprojektoren erreichen, aber neue Einsatzgebiet eröffnen könnten (z. B. Einführung der „Endoskoppille" oder Kapselendoskopie 2000/2001) (Rey et al. 2012).

3.4 SD und HD-Technologie

Reguläre Kameras (SD: Standard definition) besitzen gemäß üblichem Videostandard eine Auflösung von 720 × 576 (PAL), beziehungsweise 720 × 480 (NTSC) Bildpunkten (Pixel). Im medizintechnischen Handel werden high definition (HD) Geräte in der Endoskopie vertrieben mit einer Auflösung von 1280 × 1024 Bildpunkten (hierfür werden gemäß HDTV-Standards die Begriffe „HD ready" oder „Half HD" verwendet), während vollständig hochauflösende, sogenannte „full HD" Geräte eine HD-Auflösung von 1920 × 1080 Pixeln (entsprechend 2,07 Megapixel) ausgeben oder aufzeichnen zu können. Diese „Full Hd" Geräte erreichen demnach sogar eine etwas mehr als doppelt so hohe Videoauflösung im Vergleich zur Auflösung mit 1280 × 1024 Pixeln, wobei bereits mittels „HD ready" etwa zwei Drittel mehr Bilddaten als bei konventioneller Kameratechnik dargestellt werden. „HD ready" oder insbesondere „Full HD" Geräte erreichen damit eine deutlich bessere Darstellungsqualität. Videoplattformen mit HD-Standard erfüllen somit höhere Anforderungen hinsichtlich Bildschärfe, Kontrast und Farbwiedergabe. Das übliche Ausgabeformat für HD ist 16:9, also Breitbildformat. Bei Verwendung konventioneller Endoskope tritt allerdings das Problem auf, dass Trokare und Endoskope in der Regel rund gestaltet werden müssen und die über das Endoskop weitergeleiteten runden Bilder im Format 16:9 nicht optimiert im full screen Format dargestellt werden können. Falls das runde Bild auf Bildschirmgröße aufgezoomt wird, gehen bei einem quadratischen (Röhren-) Monitor ca. 25 % der Bildinformation, für einen 16:9 Monitor dagegen ca. 45 % der Bildinformation verloren. Dieses Problem der Formatinkompatibilität kann durch die moderne Chip-on-the tip Technik umgangen werden, deren Bild direkt im 16:9 Format generiert wird. Da aber in vielen Bereichen weiterhin starre Endoskope verwendet werden, wurde 2007 für die chirurgische Endoskopie eine Bildauflösung von 1280 × 1024 Pixel als sogenanntes Medical-HD® im 5:4 Format als dritter internationaler HD-Standard definiert (Quelle: http://www.md-institute.com).

3.5 Desinfektion und Sterilisation der Endoskope

Endoskope, die in das Gewebe oder in prinzipiell keimfreie Strukturen (z. B. Orbita) oder Hohlräume (z. B. Sinuskopie, Arthroskopie, aber auch Sialoskopie)
vorgeschoben werden, müssen bei der Verwendung steril sein (Richtlinie zur Aufbereitung von Endoskopen: www.angewandtehygiene.com). Als Sterilisationsver-
fahren nach entsprechender maschineller Reinigung der teilweise sehr feinen Ar-
beits- und Spülkanäle in einem hierfür geeigneten Reinigungs- und Desinfektions-
gerät (RDG) kommen bei entsprechender Freigabe durch den Hersteller hier die
Autoklavierung sowie bei thermolabilen Gerätekomponenten die Gassterilisation
mit Äthylendioxid oder Formaldehyd bzw. die Plasmasterilisation in Frage. Das
Einlegen in aldehydhaltige Lösungen ist heute als obsolet anzusehen, da bei den
Einlegeverfahren eine große Gefahr der neuerlichen Kontamination beim Abspü-
len der Aldehydlösung und beim anschließenden Trockenvorgang besteht. Flexible
Endoskope für den Gastrointestinaltrakt und die Atemwege (z. B. Rhinoskopie)
müssen nicht steril sein, müssen aber nach jedem Einsatz gründlich desinfiziert
werden, um pathogene Keine sicher abzutöten bzw. zu inaktivieren. Geräte, die
zu diesem Zweck nicht zur Gänze eintauchbar sind, entsprechen nicht mehr dem
Stand der Technik (Quelle: http://www.angewandtehygiene.com). Als Stand der
Technik wird heute eine maschinelle chemothermische Desinfektion angesehen,
wobei bei ca. 60 Grad mit aldehydhaltigen Desinfektionsmitteln in einer speziellen Desinfektionsreinigungsmaschine gespült wird. Eine manuelle oder halbauto-
matische, rein chemische Desinfektion ist nur in Ausnahmesituationen (Notfall)
vertretbar und die diesbezüglichen speziellen Richtlinien für die Desinfektion und
Reinigung sind zu beachten. Endoskope sind als Präzisionsinstrumente äußerst
sorgsam zu behandeln. Dies gilt sowohl für den intraoperativen Einsatz als auch
die Reinigungs- und Desinfektions- bzw. Sterilisationsvorgang. Jegliche Beschädigungen des Endoskopschafts können zu Trübungen der Optik durch Beschädigung des Linsensystems bis hin zum kompletten Ausfall des Endoskops führen.
Das Schaftende (Objektiv mit dem Prisma) ist als besonders empfindlich (Hit-
ze, mechanische Beschädigung) zu bewerten, Brüche einzelner Glasfasern durch
Biegungen oder Beschädigungen bei flexiblen Endoskopen führen zum Auftreten
schwarzer Punkte in der Optik.

Arthroskopie des Kiefergelenks

4

Die Arthroskopie des Kiefergelenks (Murakami 1981; Ohnishi 1975, 1991) nimmt seit nunmehr fast 30 Jahren einen festen Platz in der Diagnostik und Therapie des Internal derangement ein (Diskusfunktionsstörungen und degenerative Erkrankungen, Wilkes-Stadien III-V; Wilkes 1989). Unterschieden wird hier grundsätzlich zwischen einer diagnostischen bzw. diagnostisch-therapeutischen und einer minimalinvasiv-chirurgischen (interventionellen) Arthroskopie. Unter einer diagnostischen Arthroskopie des Kiefergelenks versteht man die reine Inspektion der Gelenkstrukturen (s. Abb. 4.1), wobei diese auch nach Einführung der MRT-Untersuchung der Kiefergelenke ihre Berechtigung keinesfalls vollständig verloren hat.

Die Arthroskopie erlaubt in der Regel eine gezielte Inspektion des oberen Gelenkspaltes und liefert im Rahmen der diagnostischen Arthroskopie im Vergleich zu den bildgebenden Verfahren einschließlich MRT den höchsten Informationsgrad (Bergé et al. 2001; Neff et al. 2002; Reich 2000; Reich und von Lindern 2007). Über die MRT-Diagnostik deutlich hinausgehend liefert hier die Arthroskopie Informationen über den Entzündungsgrad der Synovia (s. Abb. 4.2a, b), detektiert bzw. sichert Diskusperforationen (s. Abb. 4.2c, d) und kann die Erklärung für unklare Befunde liefern (s. Abb. 4.3), die in der MRT z. B. aufgrund eingeschränkter Beweglichkeit nicht diagnostiziert werden können.

Zum Einsatz kommen hierfür in der Regel Arthroskope mit einem Schaftdurchmesser zwischen 1,9 und 2,4 mm, in jüngster Zeit sind jedoch auch praxistaugliche portable diagnostische Arthroskope mit einem Durchmesser von 0,9 mm bzw. 1,2 mm auf den Markt gekommen. Die Gelenkpunktion zur diagnostischen und therapeutischen Arthroskopie erfolgt meist in der von Murakami 1981 beschriebenen Doppelpunktionstechnik (Murakami 1981). Die Visualisierung des Gelenkbinnenraums erfolgt üblicher Weise über den distalen Port, der nach Stichinzision der Haut über dem Zenit der Fossa articularis und Gelenkpunktion mit einem scharfen Trokar in den dorsalen oberen Gelenkspalt eingebracht wird. Das

© Springer Fachmedien Wiesbaden 2015
A. Neff, *Endoskopische Verfahren in der Mund-Kiefer-Gesichtschirurgie*,
essentials, DOI 10.1007/978-3-658-10485-6_4

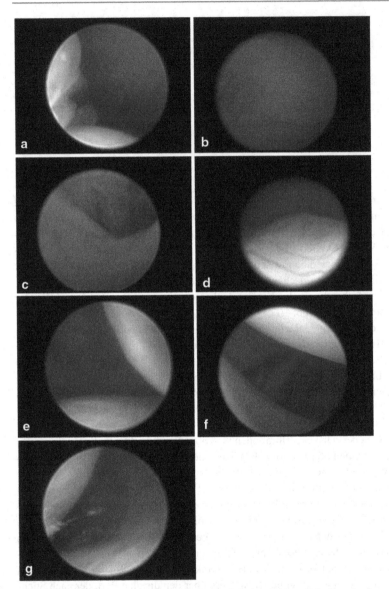

Abb. 4.1 **a-g** Gelenkübersicht über den oberen Gelenkspalt eines Gelenks mit schmerzhafter ADDmR (Wilkes Stadium II) **a** Fältelung des dorsalen Aufhängebands (*unten* Diskus articularis); **b** Diskus im Übergangbereich zum dorsalen Band mit Gefäßinjektionen de Diskus im Sinne einer beginnenden Degeneration, **c** im dorsalen und **d** mittleren Gelenkbereich, ebenfalls mit Gefäßinjektionen; **e** insgesamt blande synoviale Verhältnisse im Bereich der Eminentia articularis (oben rechts, *unten* Diskus articularis) mit **f** Einblick in den vorderen Gelenkspalt (*oben links* Eminentia articularis) und **g** anteriorer oberer Gelenkspalt vor der Eminentia

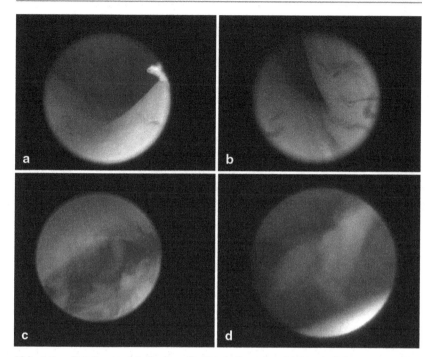

Abb. 4.2 a-d Arthroskopiebefunde **a** distales Aufhängeband („Pseudodiskus") unter Protrusion und **b** „Kissing Phänomen" in Zentrik, vereinbar mit Überdehnung des Aufhängebandes infolge Diskusdislokation; **c** lateral gelegene Diskusperforation, basal ist der Kondylus erkennbar; **d** Blick in den unteren Gelenkspalt über eine größere Diskusperforation, der Diskus befindet sich *oben, unten* der Kondylus

Trokar wird hierbei unter Kontakt mit dem Jochbogen bzw. der lateralen Fossa articularis in den oberen Gelenkraum (diskotemporale Kammer) eingeführt. Über diesen Port werden üblicher Weise 30 und/oder 0 Grad Hopkins-Sichtoptiken eingeführt, die auch einen Einlass für die Spülflüssigkeit (Spülkanal) bieten. Anterior davon erfolgt eine Gegenpunktion am dorsal-kaudalen Abhang der Eminentia articularis für den Arbeits- und Spülkanal (Auslass der Spülflüssigkeit), wobei empfohlen wird, die Gegenpunktion möglichst unter visueller Kontrolle über den dorsalen Port durchzuführen. Bei erschwerter Visualisierung (z. B. Blutung) kann es sinnvoll sein, noch vor der Gegenpunktion einen provisorischen Spülkanal mit einer 18 Gauge Nadel anterior der Zenitpunktion zu inserieren, um eine orientierende Übersicht über das Gelenk bei gleichzeitig bereits laufender kontinuierlicher Lavage des oberen Gelenkspalts zu erhalten. Die Visualisierung der

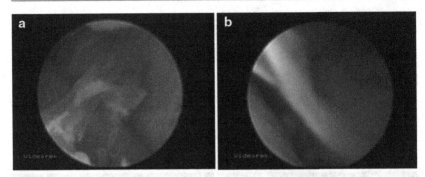

Abb. 4.3 **a** frischer Narbenstrang, dahinter die visualisierte Kanüle des Spülports; **b** großer Narbenstrang im dorsalen Gelenkanteil als Ursache ausgeprägter Limitationen

Gegenpunktion für den zweiten Arbeits-Port wird dadurch deutlich vereinfacht. Neben der Visualisierung der intraartikulären Pathologie unter Funktion kann unter Einsatz zusätzlicher Instrumente (z. B. Einsatz einer Häkchensonde über den zweiten Port) die Ausprägung einer Chondromalazie (Grade nach Quinn mit softening, furrowing, fibrillation and ulceration, crater formation (Quinn 1989) beurteilt werden. Eine Visualisierung des unteren Gelenkspalts gelingt dagegen in der Regel nur bei Vorliegen einer größeren Diskusperforation, die einen Zugang für das Arthroskop ermöglicht. Im Rahmen der therapeutischen Arthroskopie ermöglicht die Lysis und Lavage-Technik (Prinzip: Druckerhöhung im Gelenkraum mit mindestens 100–150 ml erwärmter Ringerlösung, Druckwerte um 45 bis 50 mmHg bis maximal 200 mmHg zur Adhesiolyse (Yura et al. 2003) sowie die manuelle Manipulation mittels Taststab in der sogennanten „Triangulationstechnik" (koordinierte synchrone Führung der Arbeits- und Sichtkanals unter kontinuierlicher Visualisierung des Arbeitskanals) das Lösen geringgradiger Adhäsionen im oberen Gelenkspalt. Die forcierte Lavage reduziert Entzündungsmediatoren, es wird neben der Änderung der Zusammensetzung der Synovialflüssigkeit bzw. Viskosität der Anteil freier Radikale diskutiert (Gaßner et al. 2000; Nitzan et al 1991; Nitzan et al. 2001; Reich 2000; Sanders und Buoncristiani 1987). Für anspruchsvollere Techniken im Rahmen der interventionellen arthroskopischen Verfahren, die einer deutlichen Lernkurve unterliegen (Pedroletti et al. 2010), kann unter Umständen auch ein dritter Port erforderlich werden. Insbesondere, wenn im Gelenk Manipulationen in Triangulationstechnik durchgeführt werden, sollen Arbeits- und Sichtkanal im Gelenk möglichst unter einem angenäherten 60 Grad Winkel aufeinander treffen (s. Abb. 4.4).

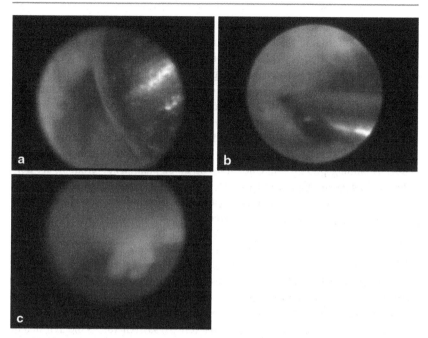

Abb. 4.4 a-c Interventionelle Techniken **a** Schaft der Arbeitsoptik visualisiert im Rahmen der Triangulation **b** Microshaver beim Abtragen von Proliferationen. **c** Synovialer Polyp im Bereich der Fossa

Hierfür wird gegebenenfalls ein Portzugang erforderlich, der weiter anterior und kaudal des zweiten Murakamipunktes liegt. Die Punktion des Gelenks für den Arbeitskanal erfolgt auch hier idealer Weise unter direkter Visualisierung über die Sichtoptik im distalen Port. Aktuell wurden Mehrkanaloptiken basierend auf Kleingelenkoptiken eingeführt (Abb. 3.2b), hier sind Spül-und Arbeitskanal in den Endoskopschaft integriert, was kleinere operative Manipulationen unter direkter Sicht erleichtert. So können beispielsweise beim intraoperativen Shaving unter Verwendung eines Mikromotors (Abb. 4.4) Oberflächenveränderungen des Diskus beziehungsweise der synovialen Binnenstrukturen bearbeitet werden, so etwa hypertrophe Knorpelformationen bei Diskusperforationen und bindegewebige Zotten an der Diskusoberfläche (Neff 2013a; Reich 2000). Das Spektrum arthroskopischer Operationen bietet auch Ansatzmöglichkeiten zur Therapie bei Diskusverlagerungen. Je nach Klinik kann durch eine anteriore, posteriore oder laterale „Release-Operation" mittels Laser (Kaneyama et al. 1998), Mikroinstrumenten, Wasserstrahlskalpell, oder aber durch Retrofixationverfahren mit intra-extraartikulären Nähten oder Ankern (Ohnishi 1991; Mc Cain et al. 1992b; Mehra und Wolford 2001; Wolford und Mehra 2001) Einfluss auf die Diskusposition genommen werden. Grundsätzlich besteht gemäß Literatur kein entscheidender Unterschied bezüglich des Einsatzes etwa des Nd:Yag Lasers (Ohnishi 1991) oder des Holmium-Yag Lasers (Wellenlänge 2,1 µm, Koagulation mit 0,6 Joule, Schneiden mit 0,8 Joule, 10 Pulse/sec; Koslin und Martin 1993), wobei Letzterer aufgrund der geringen Wärmeentwicklung derzeit bevorzugt eingesetzt wird (Hall et al. 2005; Koslin und Martin 1993), oder mittels Elektrokauter (Kaneyama et al. 1998). Bei elongiertem hinteren Aufhängungsband kann durch gezielte Thermokoagulation ein Schrumpfungsprozess und eine Straffung durch punktuelle Verödung des dorsalen Aufhängebandes induziert werden (Reich 2000; Reich und Teschke 2012), durch Ausschaltung nozizeptiver Rezeptoren im Bereich der bilaminären Zone wird zusätzlich eine effektive schmerzreduzierende Wirkung erzielt. Nach Reich steht derzeit eine abschließende wissenschaftliche Bewertung, inwieweit die, speziell in der (traditionell eher invasiven) amerikanischen und japanischen arthroskopischen Chirurgie etablierte Laserchirurgie die Behandlungsergebnisse der Arthroskopie effektiv verbessern kann, noch aus (Reich 2000; Reich und Teschke 2012). Grundsätzlich stehen die meisten dieser minimalinvasiven Verfahren aktuell primär eher unter dem Ziel einer Beweglichkeitsverbesserung des Gelenks, wie ihn z. B. die anterior release-Verfahren bieten (Neff 2013a). Allerdings mehren sich in jüngerer Zeit positive Berichte über alleinige Lysis und Lavagemaßnahmen bei der Arthrozentese, womit bereits ohne weitere chirurgische Manipulationen zwischen 30 und 40 % bzw. sogar bis 70 % (González-García et al.2008) der schmerzhaften Arthropathien eine rasche, zum Teil auch längerfristig anhaltende Schmerzreduktion sowie ggfs. deutliche Verbesserung des Bewegungsumfangs erreicht werden kann (Reich 2000, Dimitroulis et al. 1995; Diraçoğlu et al. 2009; Murakami et al. 1995). Das chirurgische Spektrum bei Arthropathien basiert daher heute ganz entscheidend auf den minimal invasiven Eingriffen der Arthrozentese und Arthroskopie, die heute bei inadäquatem Ansprechen konservativer Therapiemaßnahmen evidenzbasiert auf dem Level 1b (Dimitroulis et al. 1995; Diraçoğlu et al. 2009; Murakami et al. 1995) dem Spektrum der First-Line Therapie zugeordnet werden. Aktuell liegt somit inzwischen sehr gute Evidenz dafür vor, dass gerade durch den frühzeitigen Einsatz minimalinvasiver chirurgischer Verfahren der Verlauf arthrogener Erkrankungen hinsichtlich Schmerz und Verbesserung des Funktionsumfangs günstig beeinflusst werden kann (Diraçoğlu et al. 2009; Sanromán 2004; Sembronio et al. 2008) und die Chirurgie hier mit ihren diagnostischen und minimal-invasiv-therapeutischen Verfahren speziell der Arthroskopie außerdem die Möglichkeit bietet, auch für gegebenenfalls erforderliche weiterführende invasive Maßnahmen bereits frühzeitig weiterführende Therapieentscheidungen treffen zu können (Reich 2000). Die Arthroskopie mit Lysis und Lavage, optional unterstützt durch den Einsatz von Hyaluronsäure (Aktas et al. 2010; Nitzan et al. 2001), erlaubt hier über die Arthrozentese hinausgehend ein besseres Verständnis der zugrundeliegenden Pathologien und bietet durch die Erfassung von Adhäsionen und Narben, Perforationen sowie des Zustands der Synovia etc., die in der MRT-Diagnostik üblicherweise nicht erfasst werden können, die Möglichkeit, bei fortgeschrittenen strukturellen Veränderungen eine klinisch fundierte Entscheidung zu erforderlichen offen-gelenkchirurgischen Eingriffen zu treffen (Neff 2013a; Reich 2000). Die Komplikationsrate der Arthroskopieverfahren wird in der Literatur als niedrig angegeben und liegt unter Einschluss geringfügiger Komplikationen bei 1,3 % (Westesson et al. 1986).

Sinuskopie und endonasale Endoskopie

5

Das Endoskop hat die Technik der endonasalen Chirurgie revolutioniert (Palmer et al. 2012). Der Schwerpunkt liegt heute auch in der Mund-Kiefer-Gesichtschirurgie zunehmend auf der Erhaltung funktionell relevanter anatomischer mukosaler und ossärer Strukturen unter Beachtung bzw. Wiederherstellung der mukoziliären Clearance (Messerklinger). Gerade die Kombination von Endoskopie und CT- bzw. dreidimensionaler Bildgebung hat dabei wesentlich zum Verständnis der Bedeutung der ostiomeatalen Einheit für die entzündlichen Erkrankungen der Nasennebenhöhlen beigetragen (Palmer et al. 2012). Die Endoskopie und das hierfür speziell entwickelte chirurgische Instrumentarium haben dabei entscheidenden Anteil an der Etablierung der modernen, weniger traumatisierenden schleimhauterhaltenden Verfahren. Standard der endonasalen Chirurgie sind weiterhin die Hopkins-Optiken, wobei meist die 0 Grad, 30 Grad, 45 Grad und die 70 Grad Optiken verwendet werden. Speziell bei endonasalen resektiven Eingriffen können auch Microshaver zum Einsatz kommen, mit denen Weichgewebe, Knochen und z. B. Polypen unter gleichzeitiger Saugung entfernt werden (Abb. 3b). Moderne FESS-Techniken können durch den Einsatz CT gestützter Navigationssysteme sicherer und genauer durchgeführt werden.

Für die MKG-Chirurgie relevant sind in erster Linie der untere (Mündung des Ductus lacrimalis) und der mittlere Nasengang mit der mittleren Muschel und Mündung von Sinus frontalis, Sinus maxillaris und den vorderen Siebbeinzellen (Hiatus semilunars und Infundibulum; s. Abb. 5.1). Da die Anatomie der lateralen Nasenwand mit dem Processus uncinatus Variationen aufweist, ist die Kenntnis der Anatomie Voraussetzung für eine korrekte endoskopische Orientierung und somit die Vermeidung von Komplikationen. In der Chirurgie des Sinus maxillaris hat die Infundibulotomie bzw. Sinusotomie Typ I (Simmen und Jones 2005) die früher üblichen Fensterungen zum unteren Nasengang abgelöst, da Letztere

© Springer Fachmedien Wiesbaden 2015
A. Neff, *Endoskopische Verfahren in der Mund-Kiefer-Gesichtschirurgie,*
essentials, DOI 10.1007/978-3-658-10485-6_5

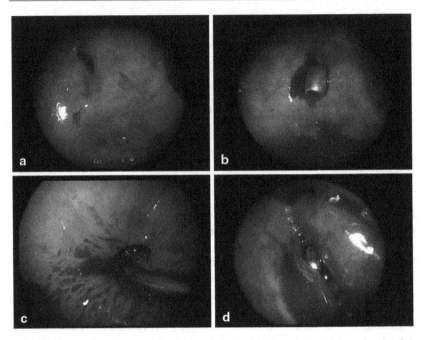

Abb. 5.1 a-d Sondierung des Ostium naturale **a** Visualisierung des Ostiums transantral, **b** Sondierung mit Knopfsonde über den mittleren Nasengang; **c** Sondierung mit Knopfsonde über die Kieferhöhle, **d** Visualisierung der Knopfsonde im mittleren Nasengang hinter dem Processus uncinatus

unter dem Gesichtspunkt der mucoziliären Clearance nicht als physiologisch zu bewerten sind, weil sie den Sekretstrom, der weiterhin zum Ostium und zum mittleren Nasengang gerichtet ist, unterbrechen. Bei freiem Ostium wird daher heute auf die Anlage eines größeren Knochenfensters verzichtet, eventuell kann alternativ die laterale Nasenwand mit einem Trokar oder einer 30-Grad-Blakesly-Zange durchstoßen und ein Drainageröhrchen eingeführt werden. Diese kleine Öffnung verklebt meist innerhalb weniger Wochen. Um den natürlichen Selbstreinigungsmechanismus der Kieferhöhle nicht zu kompromittieren, sollte stattdessen der Abfluss über das Ostium naturale mittels einer supraturbinalen Kieferhöhlenfensterung (Infundibulotomie bzw. Sinusotomie Typ I im mittleren Nasengang) sichergestellt werden (Simmen und Jones 2005). Hierfür wird das Ostium maxillare über den mittleren Nasengang unter obligat endoskopischer Kontrolle (0°, 30° und 70° Optik) dargestellt und die mittlere Nasenmuschel nach vorsichtiger Abtragung des Processus uncinatus medialisiert. Bei der Infundibulotomie (Uncinektomie) wird dabei der Processus uncinatus unter Schonung der Schleimhaut in der Umgebung des natürlichen Ostiums abgetragen, der obere kraniale Teil wird jedoch intakt gelassen, um ein Instrumentieren in der Nähe des Recessus frontalis zu vermeiden. (Simmen und Jones 2005). Der Processus uncinatus sollte mittels CT-Diagnostik lokalisiert werden und besteht aus einer dünnen, im Gegensatz zur Crista lacrimalis beweglichen Knochenlamelle, die vorn mit der knöchernen Begrenzung des Ductus nasolacrimalis verschmilzt. Es ist deshalb bei der Entfernung z. B. mit der kleinen Hajek-Stanze (2 mm, 3 mm) wichtig, diesen nicht zu weit vorn abzutragen. Alternativ kann der Processus uncinatus mit einem Sichelmesser (Inzision nicht tiefer als 1 mm wegen Verletzungsgefahr der Periorbita) oder einem Freer-Elevatorium in der Nähe seines oberen Randes oder unter Erweiterung nach kranial und kaudal im mittleren Bereich nach anterior konvex bogenförmig eingeschnitten werden. Die obere und untere Anheftungsstelle wird dann mit Mikroscheren oder einem scharfen Blakesley abgetrennt, ein Einreißen der Schleimhaut sollte dabei unbedingt vermieden werden. Basale Anteile des Processus uncinatus werden am besten mit einer Knopfsonde ausgelöst. Falls das Ostium naturale jetzt nicht ausreichend einzusehen ist, kann es vorsichtig mit einer Knopfsonde, Kürette oder einem seitlich gebogenen, stumpfen Kieferhöhlensauger sondiert werden (s. Abb. 5.1). Gibt es keinen stichhaltigen Grund, das Ostium naturale zu erweitern (maxilläre Sinusotomie Typ I), sollte dieses unangetastet bleiben, da Verletzungen der Schleimhaut und Narbenbildungen die mukoziliäre Clearance beeinträchtigen. Falls erforderlich, kann das Ostium maxillare unter Verwendung einer geraden, durchschneidenden Zange nach hinten zu vergrößert werden, jedoch in den meisten Fällen um nicht mehr als 1 cm (maxilläre Sinusotomie Typ I). Die Erweiterung nach anterior und kaudal erfolgt zweckmäßiger Weise mit Antrumstanzen (Backbiter anterior und side-biter nach kaudal), Ablösungen der Kieferhöhlenschleimhaut sind dabei wiederum zu vermeiden. Ist ein akzessorisches Ostium vorhanden, wird es im Rahmen der Sinusotomie in das natürliche Ostium integriert, um das Risiko eines zirkulierenden Schleimtransports von einem Ostium zum anderen mit der Folge eines infektionsfördernden Zyklus zu reduzieren (Neff und Horch 2012; Simmen und Jones 2005). Ausgedehntere supraturbinale Fensterungen (Sinusotomien Typ II und III) bleiben in der Regel speziellen endonasal-chirurgischen Indikationen vorbehalten (Simmen und Jones 2005). Allerdings muss betont werden, dass im Gegensatz zu den hals-nasen-ohrenärztlichen Indikationen, die primär auf eine Engstellenchirurgie ausgerichtet sind, die dentogenen Pathologien, die vorwiegend am Boden der Kieferhöhle lokalisiert sind, über den endonasalen Weg nur äußerst eingeschränkt zugänglich sind (Robey et al. 2010). Hier haben die transantralen offenen Zugänge, die in der Regel mittels Knochendeckelverfahren durchgeführt werden, ebenso wie die Sinuskopie über die faziale Kieferhöhlen-

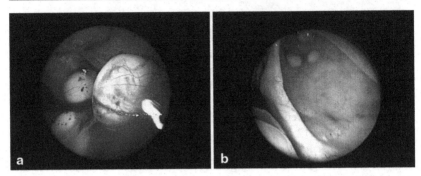

Abb. 5.2 **a** Zysten am dorsalen Kieferhöhlenboden **a**, visualisiert transantral über ein Kieferhöhlenfenster und **b** endonasal über eine großflächige Sinusotomie Typ III unter Einsatz einer 70 Grad Optik

wand, die den besten Überblick über den basalen Recessus liefert (Neff und Horch 2012), weiterhin ihre Berechtigung (s. Abb. 5.2). Allerdings ist auch in diesem Fall die Endoskopie für eine adäquate und umfassende Beurteilung des Sinus maxillaris unverzichtbar. Während des Eingriffs können mit den Endoskopen (zum Einsatz für eine umfassende Beurteilung kommen in der Regel 0 Grad, 30 Grad und 70 Grad Optiken) die gesamte Kieferhöhle einschließlich Ostium naturale kieferhöhlenseitig über den transantralen Zugang kontrolliert und durch Spülungen gesäubert werden. Liegt hier eine Abflussbehinderung vor, so erfolgt unter endonasaler Kontrolle die Infundibulotomie bzw. gegebenenfalls die Sinusotomie Typ I. Weitere mund-kiefer-gesichtschirurgische Indikationen für die Endoskopie der Kieferhöhlen wurden u. a. auch im Rahmen der endoskopisch kontrollierten Sinusbodenelevation beschrieben (Schleier et al. 2008).

Endoskopie in der maxillofazialen Traumatologie

6

6.1 Endoskopisch assistierte Versorgung von Gelenkfortsatzfrakturen

Befürworter der endoskopisch assistierten Versorgung von Gelenkfortsatzfrakturen streben eine den offenen extraoralen Verfahren möglichst gleichwertige anatomische Frakturreposition und Osteosynthese an, wobei die mit den extraoralen Zugängen assoziierte Morbidität minimiert werden soll (Mueller 2008). Frakturen der Gelenkfortsatzbasis und mit Einschränkung der unteren/tiefen Gelenkhalsregion können erfolgreich endoskopisch-assistiert versorgt werden, allerdings stellen Luxationsfrakturen oder eine Dislokation des kleinen Fragments nach medial sowie gelenknahe Frakturen im oberen Teil des Gelenkhalses Grenzen des Verfahrens dar. Vorteile sind die Vermeidung extraoraler Narben und von Speichelfisteln, die vielfach zitierte Schonung des Nervus fazialis ist jedoch von der Frakturhöhe abhängig und darf durchaus kritisch hinterfragt werden (Haug und Brandt 2007). Unstrittig ist der Einsatz des Endoskops jedoch erforderlich, um bei transoralem Zugang die exakte Reposition zu überprüfen. Günstige Nebeneffekte der Endoskopie sind dabei die Vergrößerung des Sichtfeldes sowie die optimale Ausleuchtung des OP- Feldes, wobei Letzteres während weiter Teile der Osteosynthese alternativ auch durch HNO-Stirnlampen erreicht werden kann. Wie bei den anderen endoskopischen Verfahren erfordert auch die endoskopisch assistierte Gelenkfortsatzversorgung eine deutliche Lernkurve, ist jedoch bei geeigneter Indikation (Schmelzeisen et al. 2008) und gegebener Erfahrung als Verfahren der Wahl für gering disloziert oder nach lateral dislozierte Gelenkfortsatzbasisfrakturen (Neff 2013b, Neff et al. 2014a, b) anzusehen. Die transorale Osteosynthese erfolgt über die in der Dysgnathiechirurgie etablierten Zugänge zum Ramus mit anschließender Schaffung einer für den Einsatz von Winkelschraubendrehern ausreichenden

© Springer Fachmedien Wiesbaden 2015
A. Neff, *Endoskopische Verfahren in der Mund-Kiefer-Gesichtschirurgie,*
essentials, DOI 10.1007/978-3-658-10485-6_6

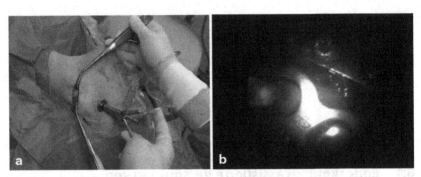

Abb. 6.1 Endoskopgestützte transbukkale Osteosynthese **a** Endoskop zur transbukkalen Osteosynthese, hier bei retromandibulärem Zugang; **b** Bohrung und anschließende Schraubenapplikation erfolgen unter endoskopischer Sicht (Geradeausoptik) über den Arbeitskanal des Endoskops

optischen Kavität. Zur Visualisierung werden meist 30 Grad Hopkins-Optiken verwendet, es stehen für den speziellen Indikationsbereich abgestimmte Systemkomponenten (Retraktoren, Repositionszangen, Endoskophalterungen, integrierte Sauger etc) zur Verfügung (Schmelzeisen et al. 2008). Je nach Indikation erfolgt die Osteosynthese (Bohren und Schrauben) unter Umständen auch transbukkal mittels Trokar oder unter Einsatz transbukkaler Optiken, die über einen integriertem Arbeits- und Spülkanal verfügen (s. Abb 6.1).

Selbstbohrende Schrauben sind allerdings nur bei gutem Knochenangebot bzw. bei guter interfragmentärer Abstützung zu empfehlen. Die Reposition des kleinen Fragments erfolgt günstiger Weise unter muskulärer Relaxation, wobei eine im proximalen Fragment vorfixierte Platte und spezielle Repositionshaken für kleines Fragment, Kollumhinterrand und Inzisur die weitere Reposition erleichtern können. Nach erfolgter Reposition kann dann eine intermaxilläre Fixation helfen, das Repositionsergebnis zu sichern und die Osteosynthese zu komplettieren. Bei Verwendung doppelter Miniplatten wird üblicher Weise zuerst die anteriore Platte fixiert, die dorsale Platte erfordert wegen der durch die anteriore Miniplatte geblockten Sicht in der Regel endoskopische Assistenz für Bohrung und Schraubenapplikation. Bei der transoralen Osteosynthese ist der für den Winkelschraubendreher zugängliche Abschnitt des Gelenkfortsatzes, an dem die Schrauben und Platten inseriert werden können, meist räumlich limitiert, weshalb sich die Applikation von zwei Miniplatten (s. Abb. 6.2) insbesondere bei höheren Frakturen (Halsfrakturen) im proximalen Fragment schwierig gestalten kann. Dreidimensionale Platten, die im proximalen Fragment mit z. B. zwei Schrauben auskommen, erleichtern

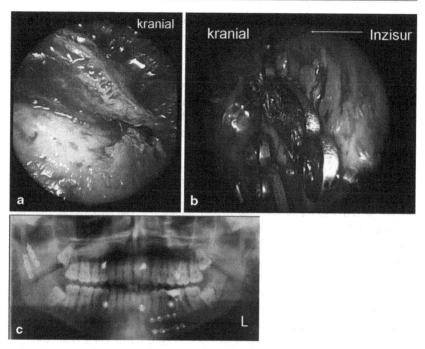

Abb. 6.2 Transorale Versorgung einer Gelenkfortsatzbasisfraktur rechts **a** Schaffung einer optischen Kavität, **b** Osteosyntheseplatten in situ, **c** postoperative Röntgenkontrolle (*OPG*)

deshalb die Osteosynthese. In jedem Fall sollte aber das Repositionsergebnis nach jedem Einzelschritt endoskopisch auf Dislokation bzw. Korrektheit kontrolliert werden. Die Inzisur und der Dorsalrand des Ramus bzw. Gelenkfortsatzes, wobei Letzterer nur endoskopisch sinnvoll kontrolliert werden kann, fungieren dabei als anatomische Landmarken, die hinsichtlich der korrekten Frakturreposition überprüft werden müssen. Die Notwendigkeit der endoskopischen Kontrolle gilt umso mehr nach Setzen der Platten, da dann die Landmarken meist nur mehr indirekt visualisiert werden können. Des Weiteren kann die Reposition auch bei Fragmentaussprengungen teilweise erschwert sein, schon bei einer sogenannten „minor fragmentation" (Neff et al. 2014b) kann die endoskopische Repositionskontrolle irreführend sein (Mueller 2008). Frakturen mit einer sogenannten „major fragmentation" (Neff et al. 2014b) sollten daher primär über extraorale Zugänge versorgt werden.

Gegenstand der aktuellen Diskussion ist inzwischen weniger die Frage der „offenen versus endoskopisch-assistierten Versorgung", die nicht als kompetitiv sondern eher als komplementär zu betrachten sind (Neff et al.2014a). Aktuell steht vielmehr die Wahl des optimalen Osteosynthesematerials unter primär biomechanischen Gesichtspunkten im Vordergrund, da die endoskopisch assistierte Versorgung -wie ausgeführt- gerade bei den höher gelegenen Frakturen (Gelenkhals) infolge des Zugangs teilweise nicht mehr die unter biomechanischen Gesichtspunkten für diesen Indikationsbereich zu fordernde Applikation von doppelten Miniplatten bzw. auch 3 D-Platten ausreichender Stabilität erlaubt (Neff et al. 2014a). Im Fall eines suboptimalen Repositionsergebnisses sowie geringer Fragmentstabilität werden die Platten primär lasttragend, im Vergleich zu extraoralen Zugängen tritt absehbar eine höhere Rate an sekundären Fragmentdislokationen auf (Haug und Brandt 2007). Bei richtiger Indikationswahl und Technik stellt die endoskopisch assistierte transorale Versorgung jedoch inzwischen eine wichtige Komponente des operativen Spektrums der Gelenktraumatologie dar. Die Diskussion sollte dabei heute definitiv nicht mehr darum geführt werden, ob Gelenkfortsatzfrakturen besser „offen oder geschlossen" oder „von intra- oder extraoral" therapiert werden sollen, sondern was für den individuellen Patientenfall die jeweils beste Versorgung und der für den individuellen Fall optimale Zugang ist (Mueller 2008; Neff et al. 2014a). Des Weiteren sollte jeder Chirurg, der eine endoskopisch transorale Versorgung durchführt, in der Lage sein, falls erforderlich auf einen adäquaten extraoralen Zugang wechseln zu können. Unter in der Traumatologie des Gelenkfortsatzes erfahrenen Chirurgen herrscht weitgehend Einigkeit, dass die endoskopisch-transorale Versorgung zumindest höherer Frakturen eher eine Operation für Fortgeschrittene ist und dem Zugang geschuldete Kompromisse bezüglich Reposition und Stabilität der Osteosynthese nicht akzeptiert werden sollten (Neff et al. 2014a). Neben der endoskopisch assistierten Frakturversorgung der Gelenkfortsatzfrakturen finden sich im Bereich der Mandibula weitere Indikationen für Endoskopie, so beispielsweise bei den mandibulären Umstellungsoperationen (z. B. vertikale Ramusosteotomie (Mueller 2008)), bei der Distraktionsosteogenese, costochondralen Transplantaten bzw. totalem Gelenkersatz, bei der Fremdkörperentfernung, des Weiteren in der Gelenkchirurgie z. B. bei endoskopisch assistierten Eminektomieverfahren und der Kondylektomie usw. (Mueller 2008; Neff 2013a).

6.2 Endoskopie in der Traumatologie des Mittelgesichts

Vielfältige weitere Einsatzmöglichkeiten der Endoskopie bzw. endoskopischen Assistenz in der Traumatologie wurden beschrieben und bestehen z. B. in der Verbesserung bzw. Vereinfachung der Darstellung schwer zugänglicher Regionen, die für die anatomische Wiederherstellung der knöchernen und weichgeweblichen

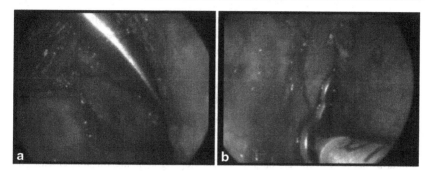

Abb. 6.3 a Intraorbitale Stellungskontrolle der Sutura sphenozygomatica über einen late-roorbitalen Zugang, **b** Osteosynthese mit Miniplatte unter endoskopischer Kontrolle

Strukturen relevant sind. Typische Einsatzgebiete sind so beispielsweise die Beurteilung und gegebenenfalls Versorgung von Frakturen des Orbitabodens (Pedroletti et al. 2010; Mueller 2008; Filiaci et al. 2013). Am weitesten verbreitet ist hier die endoskopisch assistierte Versorgung von Orbitabodenfrakturen über einen transantralen Zugang. Günstige Indikationen sind anterior gelegene kleinere Frakturen zwischen Nervus infrarbitalis und medialer Wand mit Einklemmung von Orbitagewebe, während komplexere Frakturen der Orbita über diesen Zugang nicht sinnvoll versorgt werden können (Mueller 2008). Allerdings dürfte der transantrale endoskopisch gestützte Zugang aufgrund der mit diesem Eingriff verbundenen höheren Morbidität (transantrales Knochenfenster mit den damit assoziierten Folgeschäden für den Nervus infraorbitalis) und das im Vergleich zu den orbitalen Zugängen deutlich anspruchsvollere indirekte Einbringen des Rekonstruktionsmaterials im Sinne der Underlaytechnik nur für spezielle Indikationen geeignet sein. Selbst unter ästhetischen Gesichtspunkten ist hier der transkonjunktivale Zugang mit deutlich geringerer Morbidität verbunden. Bei den orbitalen Zugängen bestehen aber sinnvolle Indikationen für den Einsatz des Endoskops für die Visualisierung der Rekonstruktion der medialen Orbitawand und des Orbitadachs sowie die intraorbitale Visualisierung und Fixation der Sutura sphenozygomatica (s. Abb. 6.3) zur dreidimensionalen Stellungskontrolle des Jochbeins bei komplexeren Mittelgesichtsfrakturen. Besonders wertvoll ist der Einsatz des Endoskops zur minimalinvasiven Entfernung von Fremdkörpern und Knochenfragmenten aus der Orbita. Des Weiteren wird die Indikation für die durchaus anspruchsvolle endoskopisch gestützte operative Versorgung von Jochbogenfrakturen kontovers diskutiert (Pedroletti et al. 2010). Extrakorporal durchgeführte Osteosynthesen führen in etwa 25 % der Fälle zu einer Resorption der Fragmente, weshalb empfohlen wird, die Fragmente in situ an eine vorkonturierte Platte zu fixieren, wofür wiederum Stichinzisionen oder der Einsatz eines Winkelschraubendrehers erforderlich sind. Der endoskopische Zugang erfolgt über eine Inzision oberhalb des Ohrs mit Präparation auf der tiefen Temporalisfaszie auf den Jochbogen, allerdings wird mehrfach über temporäre Fazialisparesen bei der endoskopischen Frakturversorgung des Jochbogens berichtet (Mueller 2008).

Bei isolierten Frakturen der Vorderwand des Sinus frontalis ohne größere Dislokation können endoskopisch gestützte Verfahren sinnvoll eingesetzt werden, um ausgedehnte Narbenbildungen, Alopezien usw. in der Folge eines bicoronalen Zugangs zu vermeiden, zumal Frakturen der Stirnhöhlenvorderwand vielfach ein primär ästhetisches Problem darstellen. Der Zugang kann hierfür über einen limitierten Augenbrauenschnitt oder aber eleganter über zwei bis drei endoskopische Faceliftzugänge hinter der Haaransatzlinie erfolgen analog zum endoskopischen Stirn-Brauenlift (vgl. Abschn. 8). Die imprimierten Fragmente der Tabula externa werden über eine subperiostale Dissektion dargestellt. Das Heben der Fragmente kann sich anspruchsvoll gestalten und kann z. B. mittels eines transkutan eingebrachten Manipulationsinstruments bzw. einer Hilfsschraube unterstützt werden. Die gehobenen Fragmente werden unter gehaltener Reposition anschließend sukzessive osteosynthetisch fixiert. Hierfür werden selbstbohrende und selbstschneidende Schrauben empfohlen (Mueller 2008), die wiederum über Stichinzisionen eingebracht werden oder aber über Winkelschraubenzieher. Die endoskopische Versorgung der Stirnhöhlenvorderwandfrakturen ist nicht indiziert bei komplexeren Mehrfragmentfrakturen, da diese nicht stabil reponiert bzw. während der Osteosynthese gleichzeitig effizient gehalten werden können. Alternativ zur oftmals durchaus anspruchsvollen Osteosynthese (meist über Stichinzision) sind bei geringer Fragmentdislokation auch endoskopisch gestützte Camouflageoperationen z. B. mit alloplastischem Material (z. B. Knochenzemente, Polyethylenfolien o.ä.) möglich (Mueller 2008; Strong 2009). Im Gegensatz dazu bieten endoskopisch-endonasale Zugänge, die über eine „minimal-invasive" frontale Sinusotomie (Verillaud et al 2012) durchgeführt werden, eine Alternative zu konventionellen neurochirurgischen Kraniotomien bei ausgedehnteren Frakturen mit Stirnhöhlenhinterwand- bzw. Schädelbasisbeteiligung, die über die Faceliftzugänge nicht sinnvoll versorgt werden können (Mueller 2008). Endoskopische Zugänge werden dagegen mit Erfolg eingesetzt für eine Vielzahl von Weichteildefekten im Stirnbereich, wie z. B. Lipome, gutartige Knochentumoren, Dermoidzysten und Osteome sowie in der Chirurgie der Kraniosynostosen (Mueller 2008).

Die Einführung endoskopischer Techniken gerade in der Traumatologie der Mund-, Kiefer- und Gesichtschirurgie hat sich bis dato deutlich langsamer vollzogen als in vergleichbaren anderen chirurgischen Disziplinen. Im Interesse einer optimalen minimalinvasiven Patientenversorgung bleibt zu hoffen, dass weitere

technische Verbesserungen bezüglich operativer Ausrüstung und indikationsbe-
zogener Fallauswahl den endoskopischen Zugängen ihren Platz im chirurgischen
Spektrum sichern (Mueller 2008). Das Endoskop hat sich für diverse traumatolo-
gische Indikationen als höchst hilfreich bewährt, die Indikation kann im individuellen Einzelfall oftmals nach Bedarf zur Vereinfachung des operativen Vorgehens
gestellt werden, erfordert dafür aber die logistischen Voraussetzungen für einen
Einsatz im Routinebetrieb. Bislang wird im MKG-Fachgebiet nicht selten die Wahl
der Therapie noch von der (Nicht)-Verfügbarkeit der technischen Ressourcen be-
stimmt (Neff 2013b).

Endoskopie der Speicheldrüsen (Sialendoskopie)

7

Die Entwicklung leistungsfähiger miniaturisierter Optiken hat inzwischen zu einem tiefgreifenden Paradigmenwechsel in der Diagnostik und Therapie obstruktiver Speicheldrüsenerkrankungen geführt (Koch et al. 2009). Die Therapie geht von den klassischen offenen Zugängen und Drüsenresektionen über zu endoskopischen und drüsenerhaltenden Techniken. Der Durchmesser der Speichelgänge setzt allerdings der Größe der verwendbaren Endoskope enge Grenzen (Fritsch 2009). Nach Zenk et al. beträgt der Durchmesser normaler Drüsengänge zwischen 0,5 und 1,4 mm für den Stenongang und 0,5 bis 1,5 mm für den Whartongang, mit einer engsten Stelle im Bereich des Ostiums (Zenk et al. 1998). Speichelgangsendoskope müssen demnach bei kompaktem Außendurchmesser über eine möglichst hohe Pixelzahl verfügen. Die meisten Sialendoskope verfügen über mindestens 6000 Pixel, als Minimum werden 3000 Pixel angesehen, mit einer range bei semiflexiblen Endoskopen von 3000 bis 10.000 Pixeln (Geisthoff 2009). Ebenso sollten die Endoskope über ausreichend große Arbeits- und Spülkanäle sowie über Flexibilität beim Manövrieren im Gangsystem verfügen. Des Weiteren müssen die zum Teil sehr feinen Kanäle hygienisch einwandfrei aufbereitbar sein. Seit 1988 die erste Sialoskopie durch Dr. Philippe Katz, Paris, Frankreich vorgestellt wurde (Geisthoff 2009), kamen für die Speichelgangsendoskopie flexible, starre und semirigide Endoskope zum Einsatz (Fritsch 2009). Flexible Endoskope lassen sich gut durch Abknickungen und Engstellen, aber schwierig über Stenosestellen führen, da nur geringer Druck ausgeübt werden kann. Flexible Endoskope sind fragil und sind im Gegensatz zu starren oder semiflexiblen Endoskopen nicht autoklavierbar (Fritsch 2009). Semirigide Optiken mit ihren flexiblen fiberoptischen Verbindungen für Bild- und Lichttransmission stellen hinsichtlich Handling und Autoklavierbarkeit

© Springer Fachmedien Wiesbaden 2015
A. Neff, *Endoskopische Verfahren in der Mund-Kiefer-Gesichtschirurgie,*
essentials, DOI 10.1007/978-3-658-10485-6_7

einen Kompromiss dar zwischen den flexiblen und starren Optiken, da die starren
Optiken bei guter Bildqualität aufgrund der fixen Kameraanbindung das Handling
erschweren (Fritsch 2009). Die semiflexiblen Endoskope werden als kompakte
und als modulare Systeme angeboten (Geisthoff 2009). Bei modularen Systemen
kann die Spülung analog zur Arthroskopieoptik zwischen Außenschaft und Optik
bzw. den Arbeitskanälen verlaufen, wodurch einerseits aufgrund der resultierenden
Doppelwandungen (äußerer und innerer Schaft) der verfügbare Anteil für Arbeitskanal und das optische System reduziert wird. Andererseits muss in der Regel le-
diglich ein einzelnes optisches System verwendet werden, das durch Kombination
mit verschiedenen Arbeitsschäften dann sehr versatil eingesetzt werden kann. Ein
wesentlicher Vorteil liegt in der einfacheren hygienischen Aufbereitung der modularen Systeme. Im Vergleich zu den kompakten Optiken, deren meist feine Spülkanäle oft nicht zufriedenstellend plasmasterilisierbar sind (Geisthoff 2009), lassen
sich die größerlumigen modularen Systeme einfach reinigen und sind in der Regel
plasmasterilisierbar, die Schäfte sind meist entweder autoklavierbar oder Einmal-
artikel. Außerdem ist zu bedenken, dass durch Autoklavieren die Optiken beschä-
digt werden, die optisch Qualität nimmt mit zunehmender Zahl von Autoklavier-
zyklen ab und die Hersteller übernehmen nur eine Garantie für eine bestimmte An-
zahl an Sterilisationszyklen. Verfahren, die mit niedrigeren Temperaturen arbeiten,
greifen die Endoskope weniger an, so z. B. die Gassterilisation mit Ethylenoxid,
die Plasmasterilisation oder die High-level-Sterilisation (STERIS), sind aber nicht
überall verfügbar und benötigen (z. B. Gassterilisation) lange Sterilisationszyklen
(Geisthoff 2009).

Die Visualisierung des Gangsystems und die Implementierung minimalinvasiver Techniken erfolgt heute meist auf der Basis der von Marchal 1998 entwickelten
semiflexiblen Optiken (Marchal und Dulgerov 2003), ggfs. mit integrierten Spülkanälen (Nahlieli und Baruchin 1999), wobei die Angaben zu den Durchmessern
der Optiken in Abhängigkeit von der Integration eines Arbeitskanals zwischen 0,8
und maximal 2,7 mm (starre Optiken) variieren. Die Arbeitsgruppe um Zenk und
Iro empfahlen 1998 allerdings, bei den Gerätedurchmessern 1,2 mm möglichst
nicht zu überschreiten (Zenk et al. 1998). Für Interventionen ist inzwischen ein
breites Spektrum an Fangkörbchen, Greifzangen, Mikrobohrern, Ballonkathetern
und ggfs. Stents verfügbar. Es besteht allerdings ein wesentlicher Zusammenhang
zwischen dem Durchmesser der Endoskope (bzw. konkret der Arbeitskanäle) und
der Stabilität insbesondere der Fasszangen (Geisthoff 2009). Gebräuchlich sind
für interventionelle Eingriffe daher häufig semiflexible Endoskope bis 1,6 mm (s.
Abb. 7.1a) mit einem Spülkanal um 0,25 mm und einem 0,8 mm Arbeitskanal
(Pedroletti et al. 2010). Da dem Außendurchmesser ein entscheidender Einfluss
bei der Speichelgangsendoskopie zukommt, muss allerdings darauf hingewiesen

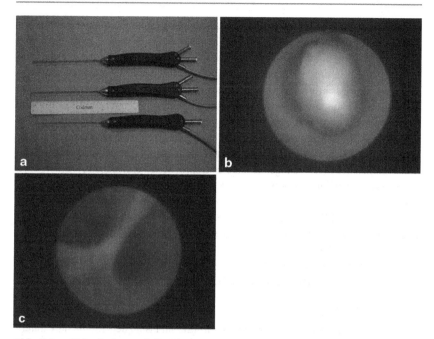

Abb. 7.1 a Sialendoskope mit Durchmesser 0,8 mm (*unten*), 1,1 mm (Mitte) und 1,6 mm (*oben*); **b** großer prähilärer Stein der glandula submandibularis (Entfernung erfolgte unter Marsupialisation); **c** Darstellung der hilusnahen intraglandulären Gangverzweigungen

werden, dass bei 1,5 mm überschreitenden Durchmessern bestimmte Pathologien (z. B. Stenosen) nicht zugänglich sind (Geisthoff 2009). Weitere Grenzen für die sialendoskopischen Techniken stellen große Steine und eine proximale (hilusnahe) bzw. intraglanduläre Steinlokalisation dar. Hier besteht in Abhängigkeit von der Lokalisation weiterhin die Indikation zur Exstirpation der Drüse bzw. zur Marsupialisation des Drüsenausführungsgangs, während für distal gelegene Steine (bis 4 mm) die Fangkörbchenextraktion für die glandula submandibularis, darüber in Kombination mit Lithotrypsieverfahren zum Einsatz kommen sollten, da Marchal et al. (Marchal und Dulgerov 2003) zeigen konnten, dass die Drüsen nach Entfernung der Obstruktion ihre Funktion wieder aufnehmen können (s. Abb. 7.1). Die sialendoskopischen minimalinvasiven Verfahren (Fangkörbchen, Dilatatoren und Ballonkatheter) können dabei gegebenenfalls durch Lithotrypsie oder offene chirurgische Techniken ergänzt werden. Für die Lithotrypsie wurden extrakorporale (ESWL) ebenso wie intraduktale Verfahren (Laserlithotrypsie, elektrohydraulische Stosswellenlithotrypsie (Pedroletti et al. 2010)) beschrieben. Die Sialendoskopie erfolgt dabei nach initialer Papillendilatation, gegebenenfalls kann eine Papillotomie erforderlich werden. Komplikationen der Sialendoskopie sind selten und können meist mit einer postoperativen Drüsenschwellung oder Extravasation von Spülflüssigkeit in die Weichteile, meist infolge einer iatrogenen Gangperforation auftreten. Gangstrikturen werden mit einer Rate von etwa 4 % angegeben. Schienungen des Gangs zur Stenoseprophylaxe können z. B. über Silikonschläuche (Durchmesser 2 mm) erfolgen, die etwa vier Wochen in situ belassen werden (Pedroletti et al. 2010). Eine endoskopisch kontrollierte Gangschienung unter endoskopischer Identifikation des proximalen Gangabschnitts wurde auch für traumatische Verletzungen des Stenonganges als erfolgversprechend beschrieben (Nahlieli et al. 2008). Die Arbeitsgruppe um Iro und Kollegen stellten 2009 die multizentrisch erhobenen Ergebnisse einer fünfarmigen Studie mit 4691 Patienten vor, die alle diagnostischen und therapeutischen Aspekte von Speichelsteinerkrankungen über einen 14-Jahreszeitraum erfassten. Diese bislang umfassendste Erhebung zeigte, dass submandibuläre Steine gegenüber Steinen der Parotis in einem Verhältnis von 3 zu 1 überwogen. Akute Sialadenitiden wurden mittels Antibiotika therapiert. Extrakorporale Stosswellenlithotrypsie (ESWL) konnte bei 51 % der Patienten mit Erfolg kurativ eingesetzt werden, bei 25 % der Patienten war die ESWL nur partiell erfolgreich und erforderte bei 23 % wiederholte ESWL-Behandlungen. In weiteren Armen wurden Endoskopie, intraorale Chirurgie und Sialadenektomien evaluiert. Für die endoskopische Steinentfernung mittels Mikrozangen usw. wurde eine Erfolgsrate von 92 % beschrieben, für die intraorale endoskopische Chirurgie wurde eine Erfolgsrate von 93 % angegeben (Iro et al. 2009). Der erfolgreiche Einsatz der Sialendoskopie und der minivalinvasiven Verfahren hat dazu geführt, dass die Erlanger Arbeitsgruppe um Iro Submandibulektomien nur mehr in max. 3 % durchführen. Endoskopie und drüsenerhaltende Maßnahmen einschließlich Gangschlitzung stellen mit >90 % Erfolgsrate die Methode der ersten Wahl dar (Koch et al. 2009; Strychowsky et al. 2012). Das endoskopische Konzept basiert hier in etwa 50 % in einer erweiterten Gangschlitzung in Kombination mit Spülung und Endoskopie der Drüse sowie einer Marsupialisation des Ausführungsgangs.

Endoskopisches Stirn- und Brauenlift   8

Der endoskopische Brauenlift, die Resektion des M. procerus und die Stirnrekonturierung (forehead recontouring) waren vor ca. 20 Jahren unter den ersten endoskopischen Eingriffen, die Einzug in die ästhetische und rekonstruktive MKG-Chirurgie fanden (Mueller 2008; Graham et al. 2011). Ein sogenanntes „Brauenlift" sollte darauf abzielen, nicht nur die Form und Position der Brauen (Brauenptose inklusive Asymmetrien) zu verbessern, sondern auch die Stirnregion und Glabellafalten (horizontal und vertikal) sowie in gewissem Umfang auch eine Dermatochalasis (Erschlaffen der Deckfalte des Oberlids) zu korrigieren (hier gegebenenfalls in Kombination mit einer Blepharoplastik der Oberlider). Gleichzeitig sollen Krähenfüße reduziert werden, allerdings ohne eine mimische Starre der Augenregion zu verursachen, d. h. das sogenannte Duchenne-Lächeln soll erhalten bleiben (Patel 2006). Die ersten endoskopischen Brauenlifts wurden in den frühen 1990er Jahren vorgestellt (Vasconez et al. 1994), inzwischen sind diverse Modifikationen und Verfeinerungen der endoskopisch assistierten Zugänge vorgestellt worden (Graham et al. 2011; Patel 2006; Pedroza et al. 2006). Initial wurden insbesondere die Reduktion der Länge der Narben, weniger Hypästhesien im Narbenbereich und Schonung des supraorbitalen Nervenbündels als Vorteile gegenüber den offenen Techniken angegeben. Im Zuge der zunehmenden Nachfrage nach minimal-invasiven Verfahren wurde auch von der Industrie das entsprechende Gerätespektrum angeboten. Der endoskopische Stirn-Brauenlift wird mit einer Standard-Hopkins-Optik (meist 4 mm, 30 Grad) mit Schutzschaft für Präparation und Irrigation sowie endoskopischem Instrumentarium (Scheren, Fasszangen, Elevatorien etc.) zur Präparation und Kauterisation durchgeführt und erlaubt hier neben unauffälligeren Zugangsnarben insbesondere eine Schonung des supraorbitalen und supratrochlearen Nerv-Gefäßbündels (Patel 2006), wobei das Endoskop speziell bei der Präparation der beiden letzten Zentimeter in Richtung auf die Margo superior des Orbitarings eingesetzt wird (Graham et al. 2011; Tabatabai und Spinelli 2007).

© Springer Fachmedien Wiesbaden 2015
A. Neff, *Endoskopische Verfahren in der Mund-Kiefer-Gesichtschirurgie,*
essentials, DOI 10.1007/978-3-658-10485-6_8

Die Technik basiert auf der subperiostalen bzw. seltener suprafaszialen Präparation (hier geringere Langzeitstabilität (Graham et al. 2011)) mit Inzision und Trennung des Periosts am lateralen und oberen Orbitarahmen sowie individuell ergänzt durch selektive Myotomien der Brauensenkermuskeln und Anhebung und Straffung der Stirn- und Schläfenhaut (Stirn-Schläfenlift; Scheithauer und Tasman 2007). Allerdings kann bislang nicht auf einem höheren Evidenzlevel die Frage beantwortet werden, ob und gegebenenfalls in wie weit die endoskopischen Techniken tatsächlich den traditionell etablierten und langfristig bewährten offenen Verfahren überlegen sind. In einem systematischen Review konnten Graham et al. auf der Basis der Literatur zwischen 1992 und 2011 keine klare Evidenz für eine Überlegenheit einer der beiden Verfahren erheben (Graham et al. 2011). Die Autoren kamen zu dem Schluss, dass sowohl offene als auch endoskopische Verfahren bei korrekter Durchführung gute und stabile Ergebnisse für den Stirn-Brauenlift lieferten, wobei Studien mit photographischen Verlaufsdokumentationen sowie Fragebögen zur Patientenzufriedenheit ausgewertet wurden. Die offenen Verfahren erzielten demnach verlässliche Ergebnisse mit niedrigen Komplikationsraten, wobei hier Alopezien (0–10 %), temporäre Dysästhesien (1–2 %), ungünstige Narbenbildung (0–6,7 %) relevant waren. Auch die endoskopischen Operationen wiesen eine insgesamt niedrige Komplikationsrate auf, hier Alopezien mit 0–19 %, temporäre Dysästhesien mit 0–57 % und wieder auftretende Asymmetrien in 0–9 % als den drei häufigsten Komplikationen. Graham et al. kommen in ihrem Übersichtsartikel zu dem Schluss, dass die offenen Techniken weiterhin ihren Platz behalten, die Chirurgen jedoch das ganze Spektrum der Techniken beherrschen sollten. Auf jeden Fall ist eine sorgfältige Analyse u. a. mit den Kriterien Stirnhöhe, Faltentiefe, Dichte des Haaransatzes und Geschlecht durchzuführen. Unter dem Aspekt der zunehmenden Forderung nach minimalinvasiven Operationstechniken sollen beispielsweise insbesondere Männer mit spärlichem Haaransatz und hoher Stirn, oder aber Patientinnen oder Patienten mit niedriger Stirnhöhe und geringer oder nicht zu stark ausgeprägter Faltenbildung von endoskopischen Liftingverfahren für das obere Gesichtsdrittel profitieren, während Patientinnen und Patienten mit dichtem Haaransatzmuster (sowohl hoher als auch niedriger Haaransatz) sowie tiefen Glabellafurchen und ausgeprägten Stirnfalten bevorzugt mit offenen koronalen Verfahren behandelt werden sollten (Graham et al. 2011). Präoperativ sollte in jedem Fall eine sorgfältige Analyse in Ruhe und unter Funktion der mimischen Muskulatur erfolgen, unter besonderem Augenmerk auf meist vorbestehende Asymmetrien und familiäre Charakteristiken.

Die Zahl der Skalpinzisionen für das endoskopische Stirn-Brauenlift variiert, meist werden fünf Inzisionen verwendet (zentral, zwei parazentral und zwei temporal (Pedroza et al. 2006)), eventuell kann auf die zentrale Inzision verzichtet werden (Patel 2006). Die parazentralen Inzisionen werden in den Bereich der gewünschten maximalen Brauenelevation gesetzt, diese liegt meist etwas lateral von der Brauenmitte. Die Inzision wird üblicher Weise etwa 1,5–2 cm hinter dem Haaransatz gelegt, kann aber z. B. bei Männern eventuell auch horizontal in die kranialste Stirnfalte gelegt werden, z. B. bei Glatzenträgern oder aber bei tiefem Haaransatz. Bei Frauen mit hoher Stirn werden die Inzisionen eher an die Grenze Stirn- zu Haaransatz gelegt (Patel 2006), um eine Verschiebung des Haaransatzes zu vermeiden (prätricheales Browlift) (Pedroza et al. 2006). Die temporalen Inzisionen sollten individuell so gelegt und orientiert werden, dass die laterale Braue und auch die Wangenregion optimal positioniert werden können. Die Länge der temporalen Inzisionen variiert zwischen 1,5 und 3 cm in Abhängigkeit vom Vektor und gewünschten Lift und liegen üblicher Weise drei bis vier Zentimeter hinter dem temporalen Haaransatz. Da bei Frauen die laterale Brauenpartie meist stärker angehoben werden soll, wird die Inzision bei Frauen in der Regel höher als bei Männern gelegt (Patel 2006). Bei der temporalen Dissektion im Übergang zum zentralen Bereich (sogenannte Transitionszone oder Temporalslinie) sollte von lateral auf der tiefen Temporalsisfaszie nach medial vorgegangen werden, um das Risiko einer Verletzung des Frontalasts des Nervus fazialis zu vermeiden. Das Endoskop wird genutzt, um laterorbital die Wächtervene (1–2 „sentinel veins" (Patel 2006)) in der Nähe zur sutura frontozygomatica und des hier oberflächlicher in der Faszia temporoparietalis verlaufenden Frontalasts des Nervus fazialis zu identifizieren und freizupräparieren. Das Periost der Stirn wird von lateralem Canthus zu lateralem Canthus gelöst unter Schonung der supraorbitalen und supratrochlearen Gefäßbündel, des Weiteren unter Präparation der Glabella bis auf das os nasale, um einen völlig mobilen Stirnlappen zu bilden (Patel 2006). Zusätzlich können die Muskeln der medialen orbitalen und periorbitalen Muskelgruppe, Mm. corrugator und depressor supercilii sowie gegebenenfalls des M. orbicularis (supraorbitalis) und der nasalen Muskelgruppe (M. procerus) unter endoskopischer Kontrolle geschwächt werden (s. Abb. 8.1). Dies erfolgt z. B. mittels endoskopischem Instrumentrium mit Scheren und Fasszangen, eine komplette Resektion der Muskeln ist jedoch endoskopisch nicht sinnvoll. Das Endoskop dient dabei zur Identifikation des supraorbitalen Nerv-Gefäßbündels (Patel 2006). Für die Brauen- bzw. Stirnhautfixierung sind inzwischen diverse Fixationsmöglichkeiten (z. B. Titananker, Polylaktidschrauben, Knochentunnel o.ä.) etabliert, die eine gute Langzeitstabilität der gewünschten Brauenposition sichern sollen (Scheithauer und Tasman 2007). Im eigenen Patientenkollektiv haben sich z. B. Endotineanker auf Polylactid-Polyglykolatbasis (Coapt Systems Inc., Palo Alto, California, USA) in der Handhabung als flexibel einsetzbar bewährt, die eine exakte und während des Eingriffs bei Bedarf wiederholt korrigierbare Fixierung der gelifteten Stirnhaut erlauben (Patel

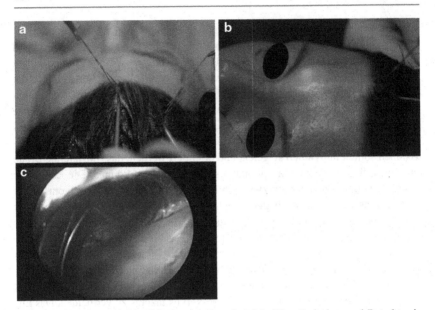

Abb. 8.1 Schwächung der Glabellamuskulatur bei Stirnlift **a** Endoskop und Retraktor in den frontalen bzw. parafrontalen Zugängen; **b** Positionskontrolle des Endoskops infolge Transillumination und **c** Schwächung der Muskulatur

2006). Die resorbierbare Platte wird mittels einer Knochenbohrung (Durchmesser 4,25 mm) fixiert, ist 1 mm dick und hält über fünf Haken, die das Periost und die Galea penetrieren, die Stirnhaut in gewünschter Position. Allerdings wird die Position der lateralen Augenbraue durch diese Systeme weniger effektiv beeinflusst, weshalb für die laterale Brauenposition gegebenenfalls zusätzliche Aufhängungen bzw. Fixationen verwendet werden (Romo et al. 2010), ohne gleichzeitig die medialen Brauenpartien anzuheben und damit den „erstaunten Blick" zu vermeiden (Patel 2006; Romo et al. 2010). Die Vielzahl der verschiedenen Fixationstechniken deutet allerdings darauf hin, dass es bislang keine perfekte Universallösung gibt. Aus diesem Grund sollte der endoskopisch arbeitende Chirurg einen Überblick über das Spektrum der Methoden besitzen und Szenarios erkennen, bei denen alterrative Fixationstechniken (z. B. Knochentunnel, Titananker etc.) erforderlich sind bzw. ebenso, wann gegebenenfalls offene coronale Techniken zu bevorzugen sind (Keller & Mashkevich 2009).

Endoskopie in Oralchirurgie und Implantologie

9

Die Indikation besteht hier in der Diagnostik schwer zugänglicher Bereiche sowie zur Verbesserung der Visualisierung mikrochirurgischer Eingriffe, wobei gleichzeitig die Gewebeschonung und der Substanzerhalt im Vordergrund stehen, ebenso wie eine optimierte Ausleuchtung des OP-Feldes. Endoskope wurden hier zuerst für die periradikuläre Chirurgie (s. Abb. 9.1a) verwendet. Weitere beschriebene Indikationen im Bereich der Kieferhöhle sind die Fremdkörperentfernung z. B. von verlagertem endodontischen Material, Implantaten, Wurzelresten (s. Abb. 9.1b-d), radikulärer Zysten sowie benigner Knochenneubildungen, wie z. B. Osteomen (Yura et al. 2010). Die Arbeitsgruppe um Engelke beschrieb den Einsatz des Endoskops unter anderem bei der subantroskopischen Sinusbodenelevation sowie der minimalinvasiven Entfernung unterer Molaren über okklusale Zugänge mit dem Stützimmersionsendoskop, mit der Aufklappungsschnitte vermieden werden (Beltrán et al. 2012; Engelke et al. 2011). Die initial beschriebene Stützimmersionsendoskopie (Engelke 2002) wird entweder als Stützendoskopie oder als Immersionsendoskopie durchgeführt, wobei die Stützendoskopie für die kontinuierliche Visualisierung im Rahmen minimalinvasiver Eingriffe eingesetzt wird. Die Immersionsendoskopie dient primär der Diagnostik unter hoher Vergrößerung (Beltrán et al. 2012). Zum Einsatz kommen für diese Indikationen bei der Stützendoskopie 2,7 mm Endoskope mit 30 Grad-Optik bzw. bei der Immersionsendoskopie 1,9 mm Endoskope mit 30 und 70 Grad Angulation, jeweils mit Spülschäften. Wesentlich für den intraoralen Einsatz ist dabei eine kontinuierliche Spülung über ein integriertes Irrigationssystem, um eine unterbrechungsfreie Visualisierung des Situs bei gleichzeitiger Einhaltung eines optimalen Sichtabstands (ca. 4–7 mm für das 2,7 mm Endoskop) zu ermöglichen, oder aber den Vergrößerungsfaktor des 1,9 mm Endoskops auf kurze Distanz (2–3 mm oder unter direktem Knochenkontakt) zur Beurteilung anatomischer Strukturen zu nutzen. Als wertvoller Nebeneffekt kommt dazu die exzellente Ausleuchtung des unmittelbaren OP- bzw. Arbeits-

© Springer Fachmedien Wiesbaden 2015
A. Neff, *Endoskopische Verfahren in der Mund-Kiefer-Gesichtschirurgie*,
essentials, DOI 10.1007/978-3-658-10485-6_9

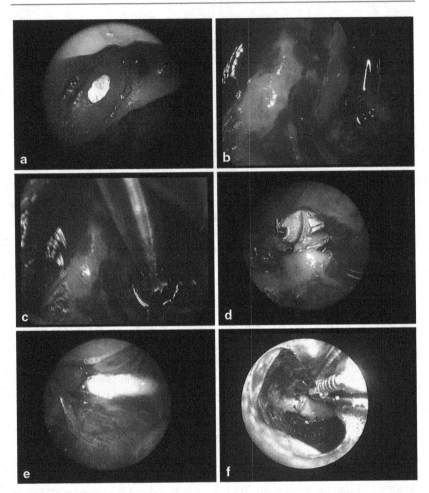

Abb. 9.1 Endoskopie in der Oralchirurgie **a** Endoskopische Kontrolle bei WSR mit ret-rograder WF im Rahmen eines KH-Eingriffs; **b** Endoskopische Darstellung eines Zahn-fragments bei horizontal verlagertem 35 und **c** endoskopisch kontrollierte Entfernung des Fragments; **d** in die Kieferhöhle perforiertes Implantat, **e** mit Aspergillen kontaminiertes, in die Kieferhöhle disloziertes Implantat mit polypöser Sinusitis maxillaris und **f** endoskopi-sche Entfernung des Fremdkörpers mit 0 Grad-Optik und Fasszange

feldes. Bei der Stützimmersionsendoskopie wird das Endoskop in anatomische Kavitäten (z. B. Extraktionsalveole, Implantatlager etc.) eingebracht und unter kontinuierlicher Spülung an der Kavitätenwand abgestützt. Dies erlaubt eine klare

Visualisierung intraossärer Strukturen (Beltrán et al. 2012), beispielsweise bei der Beurteilung von Alveolen nach Extraktion, der intraoperativen Visualisierung des Nervus alvelolaris inferior bzw. des Nervus lingualis, der Knochenqualität und strukturellen Integrität des Implantatlagers und der Behandlung periimplantärer Defekte (Beltrán et al. 2012). Neben den starren Endoskopen kommen hierfür auch semirigide Endoskope mit Durchmesser zwischen 1,5 und 3,2 mm zum Einsatz (Nahlieli et al. 2011), die ebenfalls die Möglichkeit kontinuierlicher Irrigation bieten (vgl. Abschnitt Sialaendoskopie). Die Stützenddoskopie erlaubt es, beim subantroskopischen Sinuslift die Größe des lateralen Zugangs zu reduzieren, ohne auf einen guten Augmentationseffekt verzichten zu müssen. Im Vergleich zum klassischen externen Sinusliftverfahren erlaubt der Einsatz des Endoskops eine deutlich geringere Hart- und Weichgewebsmobilisation und vereinfacht transalveoläre interne Sinusliftverfahren unter Verzicht auf eine Lappenmobilisation (Beltrán et al. 2012; Schleier et al. 2008). Die Endoskopie stellt somit nicht nur ein wertvolles Hilfsmittel insbesondere in anspruchsvollen Situationen der dentoalveolären Chirurgie dar, sondern erlaubt auch die Erschließung neuer minimalinvasiver Techniken zur Optimierung der Therapie in der Oralchirurgie und Implantologie.

Endoskopie in der Halschirurgie

10

10.1 NOS (Natural Orifice Surgery)

Mit der „Natural Orifice Surgery" (NOS) zeichnet sich seit einiger Zeit ein neuer Trend insbesondere bei den laparoskopisch operierenden Disziplinen der Viszeralchirurgie, Gynäkologie und Urologie ab. Unter Verzicht auf äußerlich sichtbare Zugänge und Narben werden statt dessen natürliche Körperöffnungen als Zugänge verwendet. Im Rahmen dieser sogenannten Natural Orifice Translumenal Endoscopic Surgery (NOTES) Technik werden endoskopische Instrumentarien über Magen, Vagina, Rektum, Colon etc. transluminal in das Abdomen eingebracht und auf diese Weise diagnostische oder chirurgische Interventionen vorgenommen. Cholezystektomien oder Appendektomien konnten bereits erfolgreich sowohl transvaginal als auch transgastral durchgeführt werden. Weitere Bestrebungen bestehen für den Kopf-Halsbereich im Bereich der Schilddrüsenchirurgie. So erfolgte im Frühjahr 2009 die erste Thyreoidektomie über einen transoralen Zugang, die mittels Gasinsufflation und Dissektion den Situs darstellt (totally transoral video assisted thyroidectomy (TOVAT)) (Benhidjeb et al. 2009). Die endoskopische Chirurgie als Zugang zur Halsregion ist eine relativ junge Entwicklung verglichen mit anderen endoskopischen Indikationsbereichen. Dies liegt vermutlich an dem eng begrenzten Arbeitsraum (optische Kavität) und der Vielzahl höchst sensibler bzw. vital relevanter Strukturen im Operationsfeld (Muenscher et al. 2011). Beginnend mit endoskopischen oder endoskopisch assistierten Thyreoidektomien in den späten 90-er Jahren des letzten Jahrhunderts, wurden erste selektive Halslymphknotenausräumungen am Kadaver- oder Tiermodell 2003 vorgestellt. Inzwischen liegen klinische Berichte mit meist kleineren Patientenkollektiven vor, die über bessere und schnellere Wundheilung und ästhetisch günstigere Ergebnisse berichten (Muenscher et al. 2011). Die für die Schildrüsenchirurgie eingeführte Inflation mit Kohlendioxid erlaubte bei der endoskopischen Neckdissektion nur beschränk-

© Springer Fachmedien Wiesbaden 2015
A. Neff, *Endoskopische Verfahren in der Mund-Kiefer-Gesichtschirurgie,*
essentials, DOI 10.1007/978-3-658-10485-6_10

ten Zugang zum Level IV, außerdem bestand die Gefahr eines Pneumothorax, weshalb Techniken ohne Einsatz von Gas entwickelt wurden (Muenscher et al. 2011), wie beispielsweise die video-assisted neck surgery (VANS) (Schimizu und Tanaka 2003) und die MIVAT (minimally invasive video assisted thyroidectomy) (Miccoli und Materazzi 2004), die über eine einzelne Inzision etwa 2 cm oberhalb des Jugulums durchgeführt wird. Weitere neuere Entwicklungen nutzen einen bilateralen axillären Zugang (axillo-bilateral-breast approach, ABBA) unter Gasinsufflation, um sichtbare Narben im Halsbereich zu vermeiden (Bahrlehner und Benhidjeb 2008; Materazzi et al. 2014).

10.2 Endoskopische Resektion der glandula submandibularis

2005 stellten Guyot et al. eine Kadaverstudie zur endoskopischen Resektion der glandula submandibularis vor. Sie verwendeten zwei 15 mm Inzisionen und ein 30-Grad-Endoskop. Die Darstellung erfolgte mittels transkutaner Nähte zur Retraktion. Die Unterbindungen der Gefäße und des Ductus submandibularis erfolgen mit Miniclips. Diese Studie war eine der ersten, mit denen gezeigt werden konnte, dass endoskopische Eingriffe am Hals ohne Gasinsufflation möglich sind (Guyot et al. 2005), nach den ersten Trainingsläufen konnten Verletzungen der Arteria facialis oder des Nervus lingualis sicher vermieden und die OP-Zeiten deutlich reduziert werden (am Kadaver von 120 auf 35 min). Kessler et al. beschrieben 2009 nach vorab durchgeführten Kadaverstudien ihre ersten Erfahrungen an Patienten unter Verwendung der Gasinsufflationstechnik in der subplatysmalen Ebene über drei inferiore supraclaviculäre Zugänge oder alternativ über einen Mittellinienzugang, d. h. der zentrale endoskopische Zugang liegt zwischen Kinn und Hyoid sowie unterhalb der Larynxregion (Kessler et al. 2009). Für vollständige Resektionen der glandula submandibularis werden allerdings hohe Insufflationsdruckwerte benötigt und die Operationstechnik der kompletten Drüsenresektion erfordert einen Wechsel auf einen zusätzlichen offenen Zugang. Die Arbeitsgruppe um Chen beschrieben 2006 die endoskopische Drüsenresektion über eine Hautinzision von 20–25 mm im Bereich einer Hautfalte im medianen Hyoidbereich unter Verwendung eines harmonic scalpel mit der Option, synchron zu schneiden und ultraschallbasiert zu kautern sowie einer 0- und 30-Grad-Optik (Durchmesser 4 mm) und unter Einsatz konventioneller Retraktoren. Die mittlere Operationszeit betrug 70 min (Chen et al. 2006). Baek und Jeong stellten eine weitere, näher an der konventionellen Technik liegende Modifikation vor, die EASS (endoscope assisted submandibular sialadenectomy) (Baek und Jeong 2006). Hier wird die Kapsel der Drüse über eine 15–30 mm breite Inzision unterhalb des kaudalen Drüsenpols dargestellt und die Drüse unter Einsatz eines bipolaren Kauters endoskopisch kontrolliert reseziert. Die Technik erlaubt eine bessere Darstellung des Nervus lingualis, des Whartongangs und der Gefäße unter dem M. mylohyoideus, sollte aber bei narbig adhärenten Drüsen nicht verwendet werden, hier muss gegebenenfalls auf einen offenen Zugang gewechselt werden. 2009 stellten Hamza und Khalai ein modifiziertes zweistufiges Verfahren der videoassistierten Resektion der glandula submandibularis vor. Über einen 15–20 mm Hautschnitt über dem kaudalen Drüsenpol wird die kraniale und anschließend die anteriore Drüsenportion mit dem harmonic scapel unter direkter und videoendoskopischer Kontrolle freipräpariert. Im zweiten Schritt werden die tiefen Drüsenanteile mit dem Endoskop visualisiert zur Identifikation des Musculus digastricus, des Nervus hypoglossus und des Nervus ligualis und des Ductus submandibularis (Hamza und Khalai 2009). Neben weiteren Modifikationen und Varianten der oben aufgeführten Techniken wurden inzwischen auch Resektionen der Glandula submandibularis mit dem Da Vinci Roboter beschrieben, erstmals von Terris et al. am Kadavermodell (Terris et al. 2005). Der Zugang erfolgt hierfür über einen 14 mm Zugang über dem M. sternocleidomastoideus 9 cm lateral des Sternums bzw. Jugulums. Über ein 12 mm Trokar wird eine Tasche unter dem Platysma geschaffen, mit einem Hernienballon erweitert und unter Gasinsufflation offen gehalten. Bilateral neben diesem Kamerazugang werden zwei weitere Zugänge für 7 mm Ports gelegt. Die subplatysmale Resektion der Drüse erfolgt dann mit dem da Vinciroboter, am Kadaver betrug die mittlere Operationszeit 51,6 min.

10.3 Endoskopische Neck dissection

Aufbauend auf den umfangreich dokumentierten endoskopischen Erfahrungen in der Chirurgie des papillären Schilddrüsenkarzinoms inklusive lokoregionärer Lymphadenektomie (Bellantone et al. 2002) entwickelte die Arbeitsgruppe um Lombardi einen minimal-invasiven video-assistierten Zugang zur lateralen Neck dissection (VALNED: video-assisted lateral neck dissection approach) (Lombardi et al. 2007). Der Zugang erfolgt über einen möglichst horizontalen Schnitt von 4 cm zwischen der Cartilago cricoidea und dem Jugulum. Die Darstellung des Operationsfelds erfolgt mit einer 5 mm 30-Grad-Optik und Retraktoren. Die Dissektion erfolgt mit konventionellen Instrumenten, bevorzugt mit dem Harmonic Scalpel (Muenscher et al. 2011). Lombardi et al. entfernten im Schnitt in endoskopischer Technik etwa 25 Lymphknoten pro Seite. (Lombardi et al. 2002; Muenscher et al. 2011). Werner et al. setzen die endoskopische Lymphknotendissektion für die Ent-

fernung des Sentinel Lymphknotens ein, um bei N0-Hälsen eine therapeutische
Alternative zur elektiven Neck dissection bzw. zu einer Wait-and-see Strategie an-
zubieten. Der Zugang wird dabei so gewählt, dass im Falle eines positiven Lymph-
knotenbefundes im Schnellschnittverfahren der Zugang zu einer konventionellen
offenen Neck dissection erweitert werden kann (Werner et al. 2004). In den letzten
Jahren mehren sich Berichte über Ergebnisse und Modifikationen der Zugänge
zur endoskopischen Neckdissection. Neben der Beschreibung transaxillärer Zugänge (Muenscher et al. 2011) werden aktuell die Ergebnisse post- bzw. prä-und
postaurikulärer Zugänge unter Nutzung der etablierten Rhytidektomiezugänge mit
ästhetisch vorteilhaften Ergebnissen beschrieben (Tae et al. 2014). Die Daten der
bislang vorgestellten Studien zeigen, dass alle hier beschriebenen endoskopischen
Techniken ohne erhöhte Komplikationsraten durchführbar sind. Die im Vergleich
zu anderen chirurgischen Disziplinen verzögert einsetzende Nutzung endoskopischer Verfahren liegt primär an der anspruchsvollen Anatomie im Halsbereich und
den stark begrenzten Möglichkeiten, ausreichende optische Kavitäten zu schaffen.
Auf Gasinsufflation basierende Techniken scheinen etwas höhere Komplikationen
aufzuweisen (Muenscher et al. 2011). Auch unter Berücksichtigung einer ausgeprägten Lernkurve verlängert sich die Operationsdauer, die ästhetischen Ergebnisse sind dagegen durchgehend vorteilhaft. Grundsätzlich sind bei den endoskopischen Verfahren zur Lymphknotendissektion im Halsbereich zwei verschiedene
Vorgehensweisen zu unterscheiden. Während insbesondere bei Einführung der
Technik versucht wurde, optische Kavitäten mit Gasinsufflation in Analogie zur
Triangulationstechnik z. B. in der Viszeralchirurgie zu schaffen und über klassi-
sche Portale mit Trokaren zu operieren, scheinen sich inzwischen die videoassistierten Verfahren als vorteilhaft durchzusetzen. Die Zugänge sind hier größer und
es kommen (z. T. konventionelle) Retraktoren für die Darstellung zum Einsatz.
Die Endoskope dienen hier in erster Linie dazu, die Sicht bei – im Vergleich zu den
klassischen offenen Verfahren – deutlich reduzierten Hautschnitten- zu verbessern.
Die Dissektion wird oft mit konventionellen Instrumenten durchgeführt, wobei
Kombinationsgeräte, die zur Dissektion und synchronem Kautern genutzt werden
können, bevorzugt werden (Muenscher et al. 2011). Alle genannten Verfahren zie-
len darauf ab, die Morbidität der Eingriffe bei verbessertem ästhetischen Ergebnis
zu reduzieren. Für die Thyroidektomie (hier inklusive transoraler Verfahren) und
die Resektion der glandula submandibularis dürfen diese Verfahren als inzwischen
etabliert gelten.

Fazit und Ausblick

11

Endoskopie ist per se keine neue Technik, sondern eher ein technisches Hilfsmittel, um ein operatives Ziel zu erreichen. Der gegenwärtig hohe Grad an Spezialisierung und die bis dato eher geringe Breitenverfügbarkeit des Equipments erschweren im MKG-chirurgischen Fachgebiet bislang eine objektive Bewertung hinsichtlich der Kosten-Nutzeneffizienz sowie des Outcome der endoskopischen im Vergleich zu konventionellen offenen Verfahren. Trotz zahlreicher Arbeiten, die über innovative Techniken berichten, bewegt sich das Evidenzniveau der verfügbaren Literatur meist auf der Ebene der Fallberichte oder Expertenmeinungen. Größere multizentrische Studien sind wegen des hohen Spezialisierungsgrades der Eingriffe und der damit verbundenen Verfügbarkeit des aktuellen Instrumentariums nur erschwert realisierbar. Hierbei ist außerdem zu bedenken, dass bei allen endoskopischen Operationen eine deutliche Lernkurve durchlaufen wird, auch darf der logistische Aufwand (apparative Ausstattung, intraoperatives Handling unter Sterilkautelen, Instrumentenaufbereitung etc.) keinesfalls unterschätzt werden. Unter den gegenwärtigen, finanziell restriktiven Rahmenbedingungen im deutschen Gesundheitswesen kann somit die Problematik der Refinanzierung für Wechsel von konventionell offenen auf endoskopische Techniken nicht außer Acht gelassen werden. Gleiches gilt auch für die kostenintensive Umstellung auf dafür erforderliche Geräte gemäß aktuellem technischen Stand (z. B. HD-Technologien). Insofern wird sich unter primär medizinischen Gesichtspunkten die Indikation für den Einsatz des Endoskops immer an der Frage messen lassen müssen, ob das operative Ergebnis entweder deutlich verbessert oder aber das Erreichen des Ziels spürbar vereinfacht, beziehungsweise im Idealfall überhaupt erst ermöglicht wird. Im Hinblick auf die aktuell knappen Ressourcen im Gesundheitswesen sollte außerdem belegt werden, inwieweit die mit endoskopischen Techniken verbundenen Investitionen für Kliniken und Krankenhausträger durch entsprechende Investitionsrückläufe,

© Springer Fachmedien Wiesbaden 2015
A. Neff, *Endoskopische Verfahren in der Mund-Kiefer-Gesichtschirurgie*,
essentials, DOI 10.1007/978-3-658-10485-6_11

wie z. B. Steigerung der Qualität der Versorgung, Diagnostik, Patientensicherheit usw. abgebildet werden können.

Unter dem Aspekt der notwendigen Weiterentwicklung unseres Faches auf Augenhöhe bleibt allerdings auf nationaler Ebene dringend zu hoffen, dass sich die Endoskopie in der Mund-, Kiefer- und Gesichtschirurgie analog zu unseren Nachbardisziplinen als Standard auf breitem Niveau etablieren wird und nicht nur als spezialisierte Technik von einer Minderheit von Zentren praktiziert wird. Auf internationaler Ebene gilt es, den Anschluss an die derzeit bereits etablierten innovativen Verfahren (z. B. endoskopische Neckdisection, minimalinvasive Speicheldrüsendiagnostik- und -therapie usw.) der Kopf-Halschirurgie nicht zu verpassen und gleichzeitig die erhofften positiven Effekte endoskopischer Verfahren für die Versorgung der Patienten in Diagnostik und Therapie anhand belastbarer medizinischer Kennzahlen zu belegen.

Literaturtipps zum Weiterlesen

Florenco Monje (ed) (2014) Surgical Pathology of Temporomandibular Joint, in two volumes: Volume 1 Arthroscopy, e-book,
   Umfassende up-to-date Bearbeitung des Themas Arthroskopie des Kiefergelenks mit Beiträgen international renommierter Spezialisten

Geisthoff UW (2009) Technology of Sialaendoscopy. Otolaryngol Clin N Am 42:1001-1028
   Technische Details zu Durchführung und Instrumenten für die Sialendoskopie einschließlich detaillierter Herstellerangaben

Scheithauer MO, Tasman AJ (2007) Endoskopisches Stirn- und Schläfenlift. Chirurgische Anatomie und operative Techniken. HNO 55:225–234
   CME-Beitrag zur Anatomie und Technik des endoskopischen Stirn- und Schläfenlifts

Simmen D, Jones N. (2005) Chirurgie der Nasenebenhöhlen und der vorderen Schädelbasis. Kapitel 5: Die Operationsmethoden: sicher, logisch und Schritt für Schritt. Georg Thieme Verlag, Stuttgart-New York
   Detaillierte Step by step-Anleitung zur endoskopischen NNH-Chirurgie

Empfehlenswerte Internetlinks zur Technik, Geschichte und Aufbereitung der Endoskopie

Quelle/Autor/ Stichwort	Link
Wikipedia/ Endoskopie	*https://de.wikipedia.org/wiki/Endoskop*

© Springer Fachmedien Wiesbaden 2015
A. Neff, *Endoskopische Verfahren in der Mund-Kiefer-Gesichtschirurgie,*
essentials, DOI 10.1007/978-3-658-10485-6

Endoskopie Geschichte	http://www.ag-endoskopie.de/age/geschichtederendoskopie
Flexikon DocCheck	*http://flexikon.doccheck.com/de/Endoskopie*
Richtlinie zur Aufbereitung von Endoskopen	www.angewandtehygiene.com/gesetze/download/rl_endoskop.pdf *edoc.rki.de/documents/rki_ab/reNAjm2Z2qm82/PDF/29QILRDsk.pdf*
Bildformate, HD Medical Data Institute (MDI); International Institute for Health Economics	http://www.md-institute.com/cms/ressorts/medical-imaging/Medical-HD-die-medizinische-Videoendoskopie.pdf

Interessenkonflikt

Der Autor war wiederholt als wissenschaftlicher Referent für die Firma KARL Storz, D-Tuttlingen, des Weiteren für die Firma MEDARTIS, CH-Basel tätig und war hier als klinischer Kooperationspartner im Rahmen eines drittmittelgeförderten Projekts an der Entwicklung des transbukkal-endoskopischen Osynthesesystems MODUS® Opto Fix 2.0 dieser Firma beteiligt. Eigene kommerzielle Interessen an der Vermarktung der Produkte der genannten Firmen bestehen nicht.

Literatur

Aktas I, Yalcin S, Sencer S (2010) Prognostic indicators of the outcome of arthrocentesis with and without sodium hyaluronate for the treatment of disc displacement without eduction: a magnetic resonance imaging study. Int J Oral Maxillofac Surg 39(11):1080–1885

Baek CH, Jeong HS (2006) Endoscope-assisted submandibular sialadenectomy: a new minimally invasive approach to the submandibular gland. Am J Otolaryngol 27(5):306–309

Barlehner E, Benhidjeb T (2008) Cervical scarless endoscopic thyroidectomy: axillo-bilateral-breast approach (ABBA). Surg Endosc 22(1):154–157

Bellantone R, Lombardi CP, Raffaelli M, Boscherini M, Alesina PF, Princi P (2002) Central neck lymph node removal during minimally invasive video-assisted thyroidectomy for thyroid carcinoma: a feasible and safe procedure. J Laparoendosc Adv Surg Tech A 12(3):181–185

Beltrán V, Fuentes R, Engelke W (2012) Endoscopic visualization of anatomic structures as a support tool in oral surgery and implantology. J Oral Maxillofac Surg 70:e1–e6

Benhidjeb T, Wilhelm T, Harlaar J, Kleinrensink GJ, Schneider TA, Stark M (2009) Natural office surgery on thyroid gland: totally transoral video-assisted thyroidectomy (TOVAT): report of first experimental results of a new surgical method. Surg Endosc 23(5):119–1120

Bergé S, von Lindern JJ, Niederhagen B, Appel T, Reich RH (2001) Mögliche Komplikationen bei der arthroskopischen Lavage des Kiefergelenks. Mund Kiefer GesichtsChir 5:245–250

Chen MK, Su CC, Tsai YL, Chang CC (2006) Minimally invasive endoscopic resection of the submandibular gland: a new approach. Head Neck 28(11)1014–1017

Classen C, Tytgat GNJ, Lightdale CJ (Hrsg) (2002) Gastroenterologische Endoskopie. Georg Thieme, Stuttgart

Dimitroulis G, Dolwick MF, Martinez A (1995) Temporomandibular joint arthrocentesis and lavage for the treatment of closed lock: a follow-up study. Br J Oral Maxillofac Surg 33(1):23–26 (discussion 26–27)

Diraçoğlu D, Saral IB, Keklik B, Kurt H, Emekli U, Ozçakar L., Karan A, Aksoy C (2009) Arthrocentesis versus nonsurgical methods in the treatment of temporomandibular disc displacement without reduction. Oral Surg Oral Med Oral Pathol Oral Radiol Endod 108(1):3–8

© Springer Fachmedien Wiesbaden 2015
A. Neff, *Endoskopische Verfahren in der Mund-Kiefer-Gesichtschirurgie*,
essentials, DOI 10.1007/978-3-658-10485-6

Engelke, WG (2002) In situ examination of implant sites with support immerson endoscopy. Int J Oral Maxillofac Implants 17:703–706

Engelke W, Bierbaum J, Choi EJ (2011) Die mikrochirurgische Entfernung unterer dritter Molaren über einen okklusalen Zugang. Dtsch Zahnärztl Z 66(6):415–423

Filiaci F, Riccardi E, Ungari C, Rinna C, Quarato D (2013) Endoscopic approach to maxillofacial trauma. Ann Ital Chir 84(4):371–376

Fritsch M (2009) Sialendoscopy and lithotripsy: literature review. Otolaryngol Clin N Am 42:915–926

Gaßner R, Buckley MJ, Piesco N, Evans C, Agarwal S (2000) Zytokininduzierte Stickstoffmonoxidproduktion von Gelenkknorpelzellen unter kontinuierlicher passiver Bewegung. Antientzündlicher Effekt von kontinuierlicher passiver Bewegung auf Chondrozyten: Invitro Nachweis. Mund Kiefer GesichtsChir 4:S479–S484

Geisthoff UW (2009) Technology of Sialaendoscopy. Otolaryngol Clin N Am 42:1001–1028

González-García R, Rodríguez-Campo FJ, Monje F, Sastre-Pérez J, Gil-Díez Usandizaga JL (2008) Operative versus simple arthroscopic surgery for chronic closed lock of the temporomandibular joint: a clinical study of 344 arthroscopic procedures. Int J Oral Maxillofac Surg 37(9):790–796

Graham DW, Heller J, Kirkjian TJ, Schaub TS, Rohrich RJ (2011) Brow lift in facial rejuvenation: a systematic literature review of open versus endoscopic techniques. Plast Reconstr Surg 128:355e–341e

Guyot L, Duroure F, Richard O, Lebeau J, Passagia JG, Raphael B (2005) Submandibular gland endoscopic resection: a cadaveric study. Int J Oral Maxillofac Surg 34(4):407–410

Hall HD, Indresano AT, Kirk W, Dietrich MS (2005) Prospective multicenter comparison of 4 temporomandibular joint operations. J Oral Maxillofac Surg 63(8):1174–1179

Haug RH, Brandt MT (2007) Closed reduction, open reduction, and endoscopic assistance: current thoughts on the management of mandibular condyle fractures. Plast Reconstr Surg 120(7 Suppl 2):90S-102S. Review

Hamza Y, Khalai R (2009) Video-assisted submandibular resection: two-step technique. Surg Endosc 23(12):2785–9. doi:10.1007/s00464-009-0492-5. (Epub 2009 May 19)

Iro H, Zenk J, Escudier MP Nahlieli O, Capaccio P, Katz P, Brown J, McGurk M (2009) Outcome of minimally invasive management of salivary calculi in 4691 patients. Laryngosscope 119:263–268

Kaneyama K, Segami N, Murakami KI, Iizuka T (1998) Arthroscopic antero-lateral capsular release for internal derangement of the temporomandibular joint, a survey of 100 cases. J Craniomaxillofac Surg 26(Suppl 1):S 89

Keller GS, Mashkevich G (2009) Endoscopic forehead and brow lift. Facial Plast Surg 25:222–233

Kessler PA, Bumiller L, Kroczek A, Kessler HP, Birkholz T (2009) Minimally invasive neck surgery. Surgical feasibility and physiological effects of carbon dioxide insufflation in a unilateral subplatysmal approach. Int J Oral Maxillofac Surg 38:766–772

Koch M, Zenk J, Iro H (2009) Algorithms for treatment of salivary gland obstruction. Otolaryngool Clin N Am 42:1173–92

Koslin MG, Martin JC (1993) The use of the Holmium laser for temporomandibular joint arthroscopic surgery. J Oral Maxillofac Surg 51:122–123

Lombardi CP, Raffaelli M, Princi P, De CC, Bellantone R (2007) Minimally invasive videoassisted functional lateral neck dissection for metastatic papillary thyroid carcinoma. Am J Surg 191(1):114–118

Marchal D, Dulgerov P (2003) Sialolithiasis management. Arch Otolayngol Head Neck Surg 129:951–956

Materazzi G, Fregoli L, Manzini G, Baggiani A, Miccoli M, Miccoli P (2014) Cosmetic result and overall satisfaction after minimally invasive video-assisted thyroidectomy (MIVAT) versus robot-assisted transaxillary thyroidectomy (RATT): a prospective randomized study. World J Surg 38(6):1282–1288

McCain JP, Podrasky AE, Zabiegalsky NA (1992) Arthroscopic disc repositioning and suturing: a preliminary report. J Oral Maxillofac Surg 50:568–579

Mehra P, Wolford LM (2001) Use of the Mitek anchor in temporomandibular joint disc-repositioning surgery. Proc (Bayl Univ Med Cent) 14:22–26

Miccoli P, Materazzi G (2004) Minimally invasive, video assisted thyroidectomy (MIVAT). Surg Clin North Am 84(3):735–741

Mueller, R. Endoscopic treatment of facial fractures. Facial Plast Surg 2008;24:78–91

Muenscher A, Dalchow C, Kutta H, Knecht R (2011) The endoscopic approach to the neck: a review of the literature, and overview of the various techniques. Surg Endosc 25:1358–1363

Murakami KI (1981) [Arthroscopy of the temporomandibular joint: arthroscopic anatomy and arthroscopic approaches in the human cadaver] (in Japanese). Arthroscopy 6:1–13

Murakami K, Hosaka H, Moriya Y, Segami N, Iizuka, T (1995) Short-term treatment outcome study for the management of temporomandibular joint closed lock. A comparison of arthrocentesis to nonsurgical therapy and arthroscopic lysis and lavage. Oral Surg Oral Med Oral Pathol Oral Radiol Endod 80(3):253–257

Nahlieli O, Baruchin AM (1999) Endoscopic technique for the diagnosis and treatment of obstructive salivary gland diseases. J Oral Maxillofac Surg 57:1394–1401

Nahlieli O, Abramson A, Shacham R, Puterman MB, Baruchin AM (2008) Endoscopic treatment of salivary gland injuries due to facial rejuvenation procedures. Laryngoscope 118:763–767

Nahlieli O, Moshonov J, Zagury A Michali E, Samuni Y (2011) Endoscopic approach to dental implantology. J Oral Maxillofac Surg 69:186–191

Neff A (2011) Traumatologie des Unterkiefergelenkfortsatzes, MKG Chirurg 4:229–244

Neff A (2013a) Chirurgische Verfahren bei Erkrankungen des Kiefergelenks (CME-Beitrag) zm 103, Nr. 22 A:(2780–2791) S. 68-S.79

Neff A (2013b) Endokopische Verfahren in der Mund-, Kiefer- und Gesichtschirurgie. MKG Chirurg 6(3):233–244

Neff A, Horch HH (2012) Chirurgie der Zysten im Kiefer- und Gesichtsbereich. In: Hausamen J-E, Machtens E, Reuther J, Eufinger H, Kübler A, Schliephake H (Hrsg) Mund-, Kiefer- und Gesichtschirurgie, Operationslehre und –atlas. Springer-Verlag, Berlin-Heidelberg, (4., vollständig überarbeitete Auflage), S 67–93

Neff A, Kolk A, Beer A, Horch HH (2002) Stellenwert des statischen MRT im Vergleich mit CINE-MRT, Achsiographie und Arthrosonographie. Dtsch Zahnärztl Z 57:353–357

Neff A, Chossegros C, Blanc JP, Champsaur P, Cheynet F, Devauchelle B, Eckelt U, Ferri J, Gabrielli MFR, Guyot L, Koppel DA, Meyer Ch, Müller B, Peltomäki T, Spallaccia F, Varoquaux A, Wilk A, Pitak-Arnnop P (2014a) Position paper from the IBRA symposium on surgery of the head – the 2nd International Symposium for Condylar Fracture Osteosynthesis, Marseille, France 2012. J Craniomaxillofac Surg 42(7):1234–1249

Neff A, Cornelius CP, Rasse M, DellaTorre D, Audigé L (2014b) The comprehensive AOCMF classification system: condylar process fractures – Level 3 tutorial. Craniomaxillofac Trauma Reconstr 7(Suppl 1):S044–058

Nitzan DW, Dolwick MF, Martinez GA (1991) Temporomandibular joint arthrocentesis: a simplified treatment for severe, limited mouth opening. J Oral Maxillofac Surg 49:1163–1167

Nitzan DW, Nitzan U, Dan P, Yedgar S (2001) The role of hyaluronic acid in protecting surface-active phospholipids from lysis by exogenous phospholipase A(2). Rheumatology (Oxford) 40:336–340

Ohnishi M (1975) [Temporomandibular Arthroscopy] (in Japanese). J Jpn Stomat 42:207–213

Ohnishi M (1991) Arthroscopic laser surgery and suturing for temporomandibular joint disorders: technique and clinical results. Arthroscopy 7:212–220

Palmer O, Moche JA, Matthews S (2012) Endoscopic surgery of the nose and paranasal sinus. Oral Maxillofac Surg Clin N Am 24:275–283

Patel BCK (2006) Endoscopic brow lifts über alles. Orbit 25:267–301

Pedroletti F, Johnson BS, McCain J (2010) Endoscopic techniques in Oral and Maxillofacial Surgery. Oral Maxillofacial Surg Clin N Am 22:169–182

Pedroza F, Coelho dos Anjos G, Bedoya M, Rivera M (2006) Update on brow and forehead lifting. Curr Opin Otolaryngol Head Neck Surg 14:283–288

Quinn JH (1989) Pathogenesis of temporomandibular joint chondromalacia and arthralgia. Oral Maxillofac Surg Clin North Am 1:47

Reich RH (2000) Konservative und chirurgische Behandlungsmöglichkeiten bei Kiefergelenkerkrankungen. Mund Kiefer GesichtChir 4:S392–S400

Reich RH, von Lindern JJ (2007) Funktionelle Kiefergelenkchirurgie. In: Horch HH (Hrsg) Mund-Kiefer-Gesichtschirurgie, 4. Aufl. Urban und Fischer, München-Jena, S 184–221

Reich RH, Teschke M (2012) Kiefergelenkchirurgie. In: Hausamen JE et al (Hrsg) Mund-, Kiefer- und Gesichtschirurgie. Springer-Verlag, Berlin Heidelberg, S 190–215

Rey JF, Ogata H, Hosoe N, Ohtsuka K, Ogata N, Ikeda K, Aihara H, Pangtay I, Hibi T, Kudo S, Tajiri H (2012) Blinded nonrandomized comparative study of gastric examination with a magnetically guided capsule endoscope and standard videoendoscope. Gastrointest Endsocopy 75(2):373–381

Robey A, O'Brien EK, Leopold DA (2010) Assessing current technical limitations in the small-hole endoscopic approach to the maxillary sinus. Am J Rhinol Allergy 24:396–401

Romo T 3rd, Zoumalan RA, Rafii BY (2010) Current concepts in the management of the aging forehead in facial plastic surgery. Curr Opin Otolaryngol Head Neck Surg 18:272–277

Sanders B, Buoncristiani R (1987) Diagnostic and surgical arthroscopy of the temporomandibular joint: clinical experience with 137 procedures over a 2-year period. J Craniomand Disord 1(3):2010–213

Sanromán JF (2004) Closed lock (MRI fix disc): a comparison of arthrocentesis and arthroscopy. Int J Oral Maxillofac Surg 33(4):344–348

Scheithauer MO, Tasman AJ (2007) Endoskopisches Stirn- und Schläfenlift. Chirurgische Anatomie und operative Techniken. HNO 55:225–234

Schimizu K, Tanaka S (2003) Asian perspective on endoscopic thyroidectomy – a review of 193 cases. Asian J Surg 26(2):92–100

Schleier P, Bierfreund G, Schultze-Mosgau S, Moldenhauer F, Kupper H, Freilich M (2008) Simultaneous dental implant placement and endoscope-guided internal sinus floor elevation: 2-year post-loading outcomes. Clin Oral Impl Res 19:1163–1170

Schmelzeisen R, Cienfuegos-Monroy R, Schön R, Chen CT, Cunningham L Jr, Goldhahn SJ (2009) Patient benefit from endoscopically assisted fixation of condylar neck fractures – a randomized controlled trial. Oral Maxillofac Surg 67:147–158

Sembronio S, Albiero AM, Toror C, Robiony M, Politi M (2008) Is there a role for arthrocentesis in recapturing the displaced disc in patienets with closed lock of the temporomandiular joint? Oral Surg Oral Med Oral Pathol Oral Radiol Endod 105(3):274–280. (discussion 281)

Simmen, D, Jones, N. (2005) Chirurgie der Nasennebenhöhlen und der vorderen Schädelbasis. Kapitel 5: Die Operationsmethoden: sicher, logisch und Schritt für Schritt. Georg Thieme, Stuttgart-New York, S 52–67

Strong EB (2009) Endoscopic repair of anterior table frontal sinus fractures. Facial Plast Surg 25:43–48

Strychowsky JE, Sommer DD, Gupta MK, Cohen N, Nahlieli O (2012) Sialendoscopy for the management of obstructive salivary gland disease. A systematic review and meta-analysis. Arch Otolaryngol Head Neck Surg 138:541–547

Tabatabai N, Spinelli HM (2007) Limited incision nonendoscopic brow lift. Plast Reconstr Surg 119(5):1563–1570

Tae K, Ji YB, Song CM, Jeong JH, Cho SH, Lee SH (2014) Robotic selective neck dissection by a postauricular facelift approach: comparison with conventional neck dissection. Otolaryngol Head Neck Surg 150(3):394–400

Terris DJ, Haus BM, Gourin CG, Lilagan PE (2005) Endo-robotic resection of the submandibular gland in a cadaver model. Head Neck 27(11):946–951

Vasconez LO, Core GB, Gamboa-Bobadilla M (1994) Endoscopic techniques in coronal brow lifting. Plast Reconstr Surg 94(6):788–793

Verillaud B, Bresson D, Sauvaget E, Mandonnet E, Georges B, Kania R, Herman P. (2012) Endoscopic endonasal skull base surgery. Eur Ann Otorhinolaryngol Head Neck Dis 129:190–196

Werner, JA, Sapundzhiev NR, Teymoortash A, Dunne AA, Behr T, Folz BJ (2004) Endoscopic sentinel lymphadenectomy as a new diagnostic approach in the N0 neck. Eur Arch Otorhinolaryngol 261(9):463–468

Westesson PL, Eriksson L, Liedberg J (1986) The risk of damage to facial nerve, superficial temporal vessels, disk, and articular surfaces during arthroscopic examination of the temporomandibular joint. Oral Surg Oral Med Oral Pathol 62:124–127

Wilkes CH (1989) Internal derangements of the temporomandibular joint. Pathological variations. Arch Otolaryngol Head Neck Surg 115:469–477

Wolford L, Mehra P (2001) Use of the Mitek anchor in the temporomandibular joint disc-repositioning surgery. Proc (Bayl Univ Med Cent) 14(1):22–26

Yura S, Totsuka Y, Yoshikawa T, Inoue N (2003) Can arthrocentesis release intracapsular adhesions? Arthroscopic findings before and after irrigation under sufficient hydraulic pressure. J Oral Maxillofac Surg 61:1253–1256

Yura S, Kazuhiro O, Izumiyama Y (2010) Procedures of endoscopic periradicular surgery. Quintessence Int 41:537–541

Zenk J, Zikarsky B, Hosemann WG, Iro H (1998) The diameter of the Stensen's and Wharton ducts. Significance for diagnosis and therapy. HNO 46:980–985

Printed in the United States
By Bookmasters